U0110799

大展好書　好書大展
品嘗好書　冠群可期

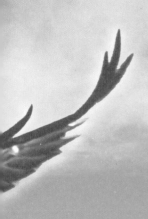

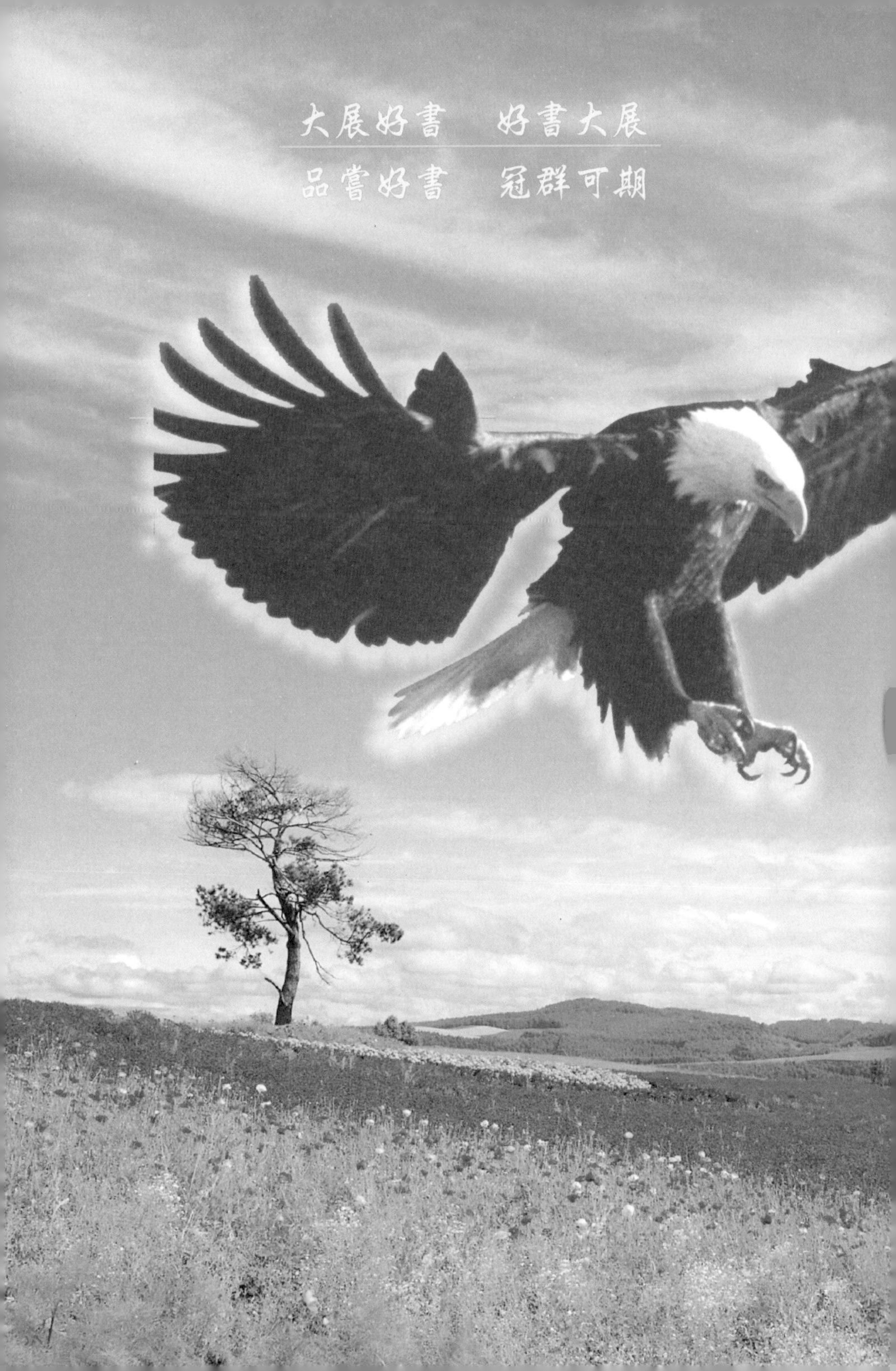
大展好書　好書大展
品嘗好書　冠群可期

健康加油站6

石井裕正
奈良昌治 著

李久霖 譯

肝功能健康診療

大展出版社有限公司

前　言

肝臟有「沈默臟器」之稱。即使有諸多部分受損，但是仍然可由其他部分來彌補不良的部分，所以，本人幾乎不會感覺痛苦。縱使受損嚴重，出現身體不適感，也未必就是肝病特有的症狀。

正在閱讀本書的讀者，可能經由健康檢查而得知自己的肝臟有毛病，並且在醫師的提醒下，才開始反省自己平常的生活方式，是否哪裡出了問題吧！

但是，請不要過度悲觀。就算醫師對你說：「肝功能有點令人擔心。」然而只要反省自己平日的飲食生活習慣及是否活動身體，並加以修正軌道，就可以改善肝功能到「可以令人放心」的狀態了。

當然，可以趁此機會重新架構健康的生活方式。希望本書能幫助各位創造健康的身體。

目　錄

第2章 肝臟多樣化的各種作用

第3章　令人擔心的肝臟狀態

第4章 讓肝臟恢復元氣的飲食生活

第5章　體貼肝臟的生活方式

第6章 病態肝臟的診斷與治療法

第1章

要更加重視肝臟——肝病的現狀

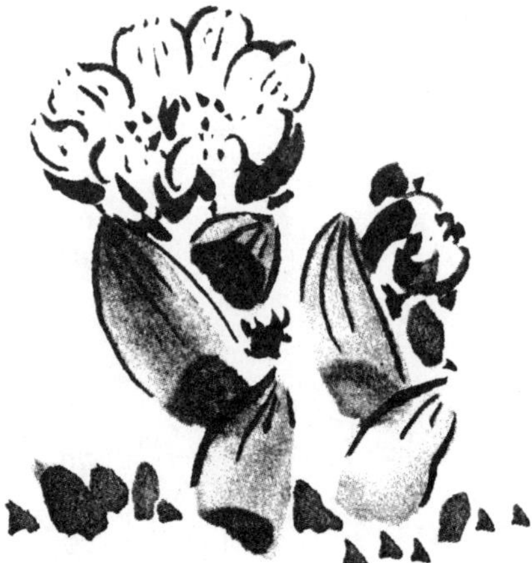

日本一年有五萬人死於肝病

「以前是肺結核，現在則是肝炎」，肝病堪稱是二十一世紀的國病。因為感染肝炎或飲酒過量而死於肝病的壯年人逐漸增加。

◎肝病佔壯年人死因的第四位

癌症、腦中風、心臟病是國人的三大死因，這是眾人皆知的事。但是，知道第四名是肝病的人並不多吧！

根據日本厚生省「一九九九年人口動態統計」顯示，以患肝硬化為主的慢性肝病，佔三十歲到六十四歲年齡層死因順位（意外事故死亡、自殺除外）的第四位，而在六十五歲到七十四歲的年齡層中則居第五位。亦即癌症、心臟疾病在七十歲以上的死亡人數增加，而因肝病死亡的，則多半是三十歲到六十歲左右的壯年人。

◎肝癌佔男性死因的第三位、女性死因的第四位

以總年齡層來看，佔死因第一位的癌症中，因肝癌而死亡的男性約為二萬三千

四十年來肝癌的死亡率增加了 1.5 倍
（各部位癌症死亡率的比較，男性）

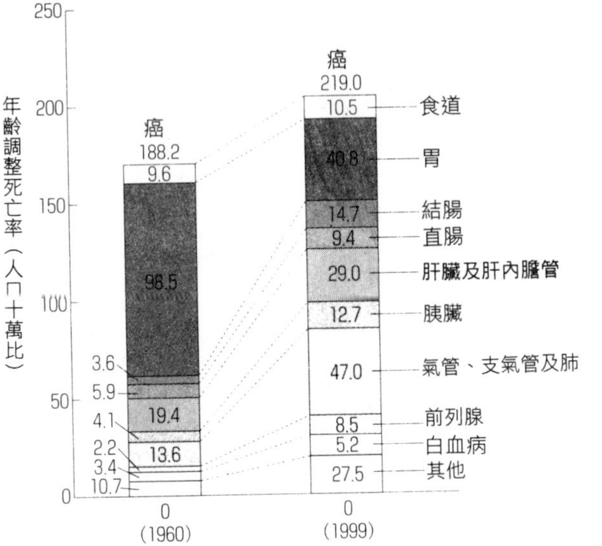

（資料：「1999 年人口動態統計」厚生勞動省）

五百人，僅次於肺癌、胃癌，佔第三位。而女性約為一萬人，僅次於胃癌、肺癌、結腸癌，佔第四位。亦即包括死於癌症的人在內，在日本一年有五萬人死於肝病，而且其數目逐年增加。

「以前是肺結核，現在則是肝炎」，這句話顯示出，肝病的確是值得注意的現代病。

肝臟有「沈默臟器」的稱謂，是儲備能力極高的臟器。除非病情十分嚴重，否則不會出現自覺症狀。在你認為只是感冒的時候，也許慢性肝炎和肝硬化正在惡化中。

為了掌握肝臟的狀態，要定期接受檢查以了解其功能。

❶肝硬化患者數約三十萬人，慢性肝炎患者數約一五〇萬人

日本的肝硬化患者數約為三十萬人，慢性肝炎患者數約為一五〇萬人。因為患者數相當的多，所以，肝病被稱為國民病。肝癌和其他臟器的癌症不同，是因為感染肝炎病毒而形成肝硬化或慢性肝炎，最後才產生癌症。尤其因為感染C型肝炎病毒而引起肝硬化時，一年內有六～七％會轉移為癌症。而一旦罹患慢性肝炎時，則有一～二％會出現癌症。由這個數據來推測，一年約會產生三萬名肝癌患者。

❶酒精性肝病患者持續增加

在各種肝臟障礙中，由酒所造成的肝病患者持續增加，令人憂心。在歐美，因為喝酒而罹患肝病的人口佔總肝病人口的一半以上，而在日本則只有二十％。但是，這個比例卻逐年上升。看個人的酒消費量，歐洲各國有逐年減少的趨勢，然而在日本反而有增加的傾向。這也顯示今後酒精性肝病患者可能會增加。

八十％的肝病都是病毒性肝炎

肝病的代表是肝炎，八成都是因為感染病毒而引起肝病的病毒性肝炎。其中B型和C型會慢性化，經過較長的期間後可能會轉移為肝硬化或肝癌。

◎肝炎病毒的感染者為三百萬人

肝病和酒有密切的關係，但酒並非是唯一的原因。肝病原因主要是輸血、食物或性行為等造成肝炎病毒感染。在日本，病毒所引起肝臟障礙的慢性病毒性肝病，佔整體肝病的八成。感染肝炎病毒的人口有三百萬人。肝炎病毒的感染者稱為「帶原者」，很多人在體內經常棲息著肝炎病毒，但是卻沒有出現任何症狀。

在鎮靜化狀態下的這種肝炎患者，稱為「無症候性帶原者」，在日本，這類的人口佔所有感染者的七十～八十％。

◎日本以A型、B型、C型肝炎佔多數

目前確認主要的肝炎病毒有A型、B型、C型、D型、E型這五種。此外，還

日本人較多見的病毒性肝炎的種類

	A型	B型	C型
主要感染源	食物、水	血液、體液	血液、體液
感染途徑	經口感染	輸血、性行為（母子感染）	輸血、針刺意外事故
經過	急性肝炎	急性肝炎 慢性肝炎	急性肝炎 慢性肝炎
帶原者化	不會	會	會
潛伏期間	30日	30～60日	30日
慢性化	不會	較少	很多

有G型病毒、TT病毒等，但由於目前無法完全了解這二種病毒所造成的病情，所以在此省略不提。其中日本人較多見的是A型、B型、C型、依病毒形態的不同，感染的方式、症狀及經過也不同。

A型肝炎病毒是經由生水、食物感染而引起急性肝炎，但不會慢性化。而B型、C型則是經由血液等感染，會逐漸慢性化。

一旦得了慢性肝炎，就可能會發展為肝硬化或肝癌。最可怕的是，沒有發現自己已經感染了肝炎，等到肝功能降低時，才發現自己是帶原者。如果家人或親戚中有人罹患病毒性肝炎，或十多年前曾經接受過輸血的人，則本人成為帶原者的可能性極高，一定要接受肝炎病毒的檢查。

急性肝炎……………………

病毒所引起的肝臟的急性發炎症狀。一般而言，一個月內即可痊癒。引起急性肝炎的病毒，分為A型、B型、C型、E型。雖然引起急性肝炎，但是，對於肝炎病毒卻會產生免疫反應，所以能夠排除病毒，使疾病痊癒。可是，在急性肝炎後，B型、C型多半會慢性化。

慢性肝炎……………………

肝臟的發炎症狀持續六個月以上，肝功能降低。病毒慢性化的棲息在肝臟，則白血球、淋巴球會慢性的破壞病毒棲息的肝細胞，使得肝細胞纖維化而發展為肝硬化。

D型肝炎病毒……………………

與B型病毒一起感染時才能夠造成感染的病毒。在日本很少看到這種病毒。

E型肝炎病毒……………………

與A型同樣的，經口進入體內，在腸內增加後引起肝炎，在日本很少出現感染例。多半是在國外飲用生水或吃生海鮮而造成感染。一旦感染時，就會引起急性肝炎，出現發燒、腹痛、下痢等症狀。一個月左右就會痊癒，不會慢性化。

A型肝炎——經由生水或海鮮類造成感染

一旦感染A型肝炎病毒，就會引起急性肝炎，出現發燒、腹痛、下痢等症狀。不會慢性化，在肝炎中較容易迅速痊癒。不過出國旅行等而造成感染的例子卻增加了。

◎初期症狀與感冒類似

急性肝炎的原因中以A型肝炎最常見。生食被糞便污染的食物或飲水，就會造成經口感染。日本以前在沖水馬桶、上下水道欠完善的時代也曾經流行過，但是，現在則多半是出國旅行時受到感染。A型肝炎都是急性肝炎，成人會出現發燒、黃疸等症狀，但是，兒童可能只是輕度發燒、身體倦怠，家人容易誤以為是感冒而忽略了症狀。

冬季結束到初夏時節最多見。一旦感染，經過二～六週的潛伏期後，會出現三十八度左右的高燒以及肌肉痛、關節痛、全身倦怠感、嘔吐、食慾不振等現象。

然後開始出現黃疸，這時，發燒、倦怠感等症狀就會消失，繼而逐漸痊癒。

A型肝炎不會慢性化，大概一個月左右就會痊癒，但是，偶爾也會引起**猛暴性肝炎**。

◎缺乏抗體的高齡者一旦感染就會產生嚴重的病情

一旦感染A型肝炎後，不會二度感染。在本人沒有察覺時感染，體內擁有抗體，這種例子屢見不鮮。五十歲以上的人，大約八十％對於A型肝炎病毒擁有抗體。而五十歲以下的人，很多都沒有抗體。

在衛生良好的環境下成長的年輕人，感染率較低。因為沒有抗體，所以到國外旅行時，經常容易突然罹患急性肝炎。

此外，高齡者感染A型肝炎的比率也增加了。沒有抗體的人，上了年紀罹患A型肝炎病毒時，容易產生嚴重的病情。就好像在孩提時代出現麻疹時症狀較輕，但是，隨著年齡的增長，症狀會變得更為嚴重一樣。因此，高齡者罹患A型肝炎時，有可能會變成猛暴性肝炎。

猛暴性肝炎……………………………

急性肝炎惡化，肝代謝功能顯著降低，失去解毒功能。未解毒的氨等流入血液中，會對腦部中樞神經造成影響，引起肝性腦症。一旦引起肝性腦症，會出現意識紊亂、錯亂及異常行動及發言等，甚至陷入昏睡狀態中。在急性肝炎發病後八週內會出現肝性腦症，這就稱為猛暴性肝炎，是可能會致死的危險狀態。

❗飯後躺下休息較能迅速治癒肝炎

一旦感染A型肝炎，基本上要靜養。靜養能夠讓更多的血液流入肝臟，可以促進被病毒破壞的肝細胞迅速修復。尤其飯後躺下來靜養很重要。食物在腸內養分被吸收，通過門脈，送入肝臟。門脈與動脈血相比，血壓較低，在站立的狀態下血液流入為躺著狀態時的一半以下。所以要加強門脈的血流，讓營養充分送達遭到破壞的肝細胞。而飯後躺下來，能夠有效的修復肝細胞。

❗預防之道

為預防A型肝炎，則在容易發生A型肝炎的地區要勤於洗手，保持清潔，勿飲生水或吃生食。此外，也有預防病毒感染效果不錯的疫苗，在旅行前，最好先接種疫苗。

B型肝炎——主要感染途徑是生產、輸血、性交等

B型肝炎病毒的感染方式包括「垂直感染」與「交叉感染」。垂直感染是生產時身為帶原者的母親感染給子女。交叉感染則是因為輸血、性行為而造成的感染。

◎預防感染的疫苗使得垂直感染的機率銳減

所謂垂直感染是指，B型肝炎病毒帶原者的母親生下的嬰兒，在剛出生到半年的期間內受到感染。這種母子間的感染，佔所有嬰兒的二～三%。

被感染的嬰兒因為沒有免疫力，所以病毒殘留在體內，會成為帶原者。從青春期到三十幾歲時會發生肝炎。但是，九十%的人在一～二年內症狀會穩定下來，形成無症候性帶原者。不過，病毒依然存在，偶爾也會使肝炎惡化或反覆出現肝炎，最後變成肝硬化。因此，要定期接受檢查。

目前對於B型肝炎病毒帶原者的母親所生下的嬰兒，已經確立了預防感染的疫

苗接種方法。因此，現在幾乎很少看到母子感染的情況。

◎交叉感染幾乎都是暫時性的

交叉感染的主要感染途徑是輸血、性行為等。感染者年約十萬人。在經過二～五個月的潛伏期後發病，會出現急性肝炎，產生倦怠、食慾不振等症狀。然後出現黃疸，幾乎不會慢性化，在二～三個月內就會痊癒。但偶爾也會變成猛暴性肝炎。

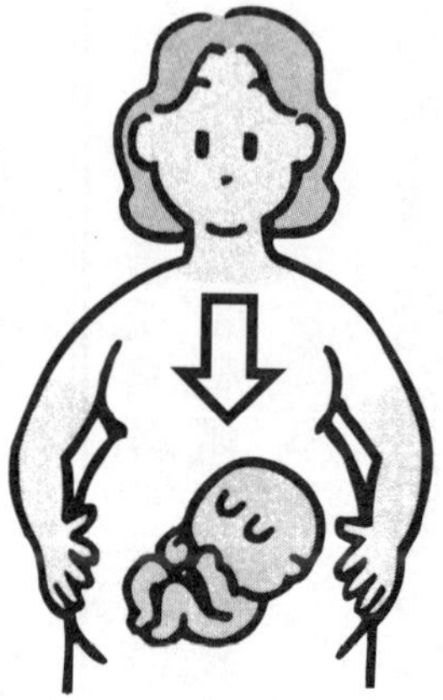

垂直感染

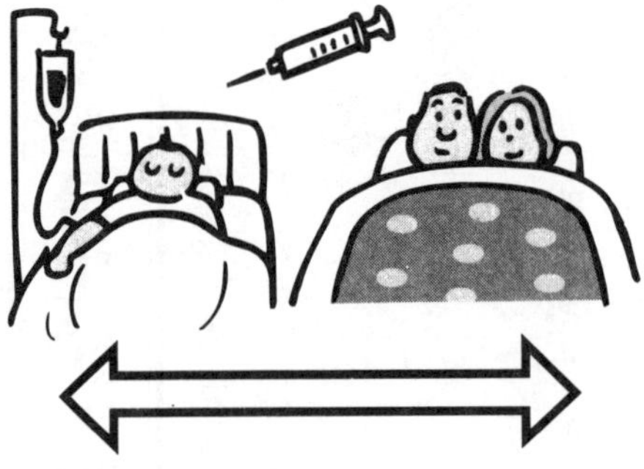

交叉感染

感染的方式包括「垂直」與「交叉」2 種

這種長大成人後感染的肝炎，因為免疫力的關係，所以只會暫時出現症狀，然後症狀就消失，稱為「暫時性感染」。B型肝炎除了一小部分的特例之外，幾乎都是暫時性的，不用擔心會變得慢性化。

無症候性帶原者會傳染B型肝炎病毒嗎？

帶原者沒有症狀，但是，有些人擔心「可能會傳染給別人……」，但病毒的感染幾乎都是在病毒旺盛增殖的時期才會造成感染。而且被病毒污染的血液，只要不由傷口等進入，就不會造成感染。所以，只要過正常的生活，則幾乎就沒有感染的機會。

但是，因為受傷或流鼻血而出血時，就必須要小心了。若衣物或手沾到血液，則不要讓他人碰觸到，要趕緊沖洗乾淨。如果仍不放心，則最好接種預防疫苗。

B型肝炎的預防法

目前為了預防B型肝炎病毒的感染，如果母親是帶原者，則必須要接種疫苗。此外，為了防止輸血用血液造成感染症，也會進行各種檢查。所以，幾乎不可能因為這些管道而引發感染的危險性。目前B型肝炎病毒的感染，幾乎都是性行為造成的，當然，這一點就要由本人自行負責了。如果你的結婚對象是帶原者，可以藉著接種預防疫苗來加以預防。

C型肝炎——容易慢性化，可能會成為肝癌

因為輸血而感染這種C型肝炎後，容易慢性化，是比較可怕的疾病。一旦慢性化，就有可能會轉移為肝硬化或肝癌，所以早期發現、早期治療十分重要。

◎雖然經由血液感染，但是感染力不強

以前，C型肝炎被稱為「非A非B型肝炎」，在一九八九年終於確認病毒的存在，將其命名為C型肝炎病毒（HCV）。

C型肝炎病毒與B型肝炎病毒同樣的，是經由血液或體液造成感染，但是，感染力不像B型那麼強，幾乎都是交叉感染。經由輸血而造成的肝炎，九十％以上都是C型肝炎，不過，目前已經很少看到輸血造成的肝炎。

主要的感染方式是輪流使用注射針而造成的污染，另外，醫療從業人員接觸到感染者的血液而受到污染時，也會造成感染。此外，經常使用興奮劑等藥物的人，

因為免疫力較低，所以，也會造成感染。

◎七成會慢性化，其中二～三成會進展為肝硬化

一旦感染C型肝炎，會先引起急性肝炎。症狀與A型、B型大致相同，不過，C型的症狀較輕是一大特徵。此外，A型或B型較容易出現的黃疸，只會發生在三成C型的人身上。

不過，C型會引起持續感染，大約七成會變成慢性肝炎。

感染C型肝炎病毒時，表示肝功能的GOT、GPT數值會上升，但因為自覺症狀較少，所以大部分的人都沒有發現。當GOT、GPT恢復為正常值時，其中三成的人會痊癒，剩下的七成經過十年、二十年後，數值會再度上升，而且一旦上升之後，就很難再恢復正常。亦即C型肝

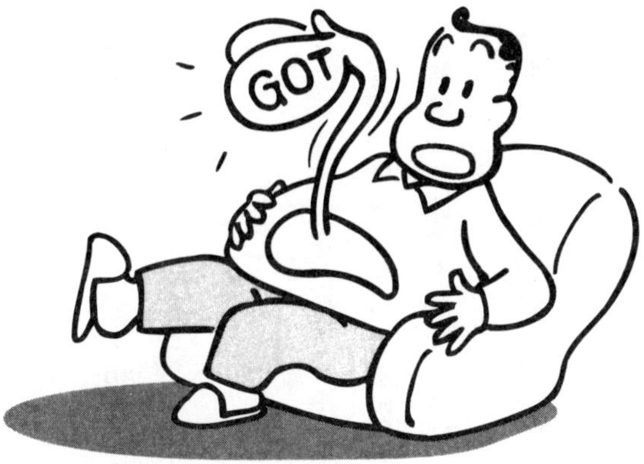

C型肝炎進行得較慢，原以為已經痊癒了，但經過十年後，檢查值可能再度出現異常。

炎進行得相當緩慢，看起來GOT恢復為正常值，好像已經痊癒了，但是，慢性化的機率卻很高。慢性化的人中，二～三成又可能會轉移為肝癌或肝硬化。一旦感染C型肝炎，就要儘早接受治療。即使症狀已經穩定下來，也要定期接受檢查。

GOT、GPT……

都是血液中的酵素，大都存在於肝臟細胞中。健康人只有少量存在於血液中，可是因為某種異常情況而使得肝細胞遭到破壞時，這些酵素就會大量充斥於血液中。因此，只要檢查其數值，就能夠推測肝功能是否異常。（詳細參照八十四頁～八十六頁）

! HCV抗體呈現陽性代表什麼呢？

C型肝炎經過很長的潛伏期而變成肝硬化或肝癌的例子並不少。一旦知道感染後，就要早期治療。在十幾年前曾經接受輸血或有自覺症狀的人，一定要接受檢查。

C型肝炎檢查，稱為HCV抗體檢查。HCV抗體為陽性，表示你過去或現在得了C型肝炎。過去曾經罹患但現在痊癒的話，也會呈現陽性，這時有的人會誤以為C型肝炎發病。雖然是陽性，但是，在進行檢測C型肝炎病毒的檢查（HCV－RNA＝AMPLI　CORE定性）時，如果結果為陰性，則表示現在已經痊癒了。

脂肪肝——逐年增加的生活習慣病

最近，罹患脂肪肝的壯年男性有增加的趨勢。主要是飲酒過量、飲食過度、運動不足等導致肥胖而造成的，只要戒酒或努力消除肥胖即可痊癒。

◎無症狀的脂肪肝，主要原因是慢性的飲酒

脂肪肝是指肝細胞中存在大量中性脂肪的狀態。通常肝細胞中的脂肪只佔肝臟的五％以下，如果超過十％，整個肝臟腫脹，就稱為脂肪肝。

男女各年齡層飲酒習慣者的比例

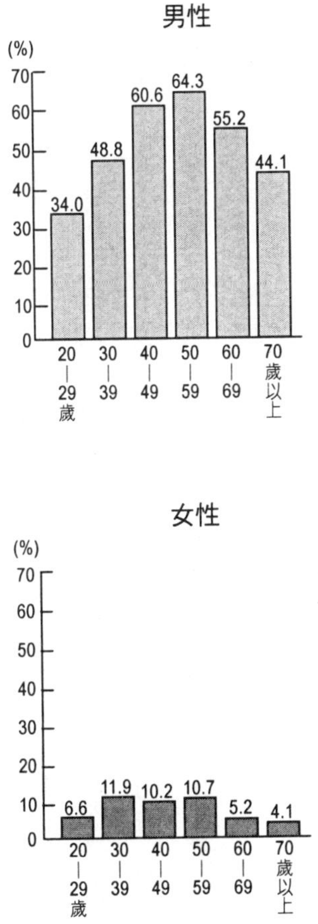

（資料：「1999年國民營養調查」厚生勞動省）

沒什麼明顯的症狀，只是腹部有膨脹感以及右上腹部有壓迫感而已。雖然是積存在肝臟的脂肪造成腫脹，但是，這個疾病本身不會威脅生命。不過，如果在脂肪肝的狀態下持續喝酒，就會引發酒精性肝炎。而持續大量飲酒的話，則在十～二十年後，可能會發展為肝硬化。尤其酒造成的脂肪肝，與因為肥胖而造成的脂肪肝相比，對肝細胞的損傷更大，轉移為肝硬化的機率當然也較大。

◎暴飲暴食、運動不足——要改善生活習慣才能復原

脂肪肝的主要原因，包括飲酒過度或營養攝取過剩而造成肥胖，以及糖尿病或基於治療目的而使用的藥物所造成的。其中最常見的就是飲酒過量，使得肝細胞的脂肪酸氧化分解能力降低，而中性脂肪的原料脂肪酸的量增多，促使中性脂肪積存於肝臟。

一般而言，每天持續喝五四〇cc以上的清酒，則罹患脂肪肝的機率就相當高。在脂肪肝的狀態下戒酒，則經過二～四週即可痊癒。通常不需要看門診治療或使用藥物。只要改善造成脂肪肝原因的生活習慣，就能夠治療脂肪肝。

但是，有肥胖傾向而且愛喝酒的人，則要花較長的時間戒酒，才能夠使脂肪肝

完全消失。因此，需要努力控制熱量，抑制體重。

勿輕忽脂肪肝的重要性

脂肪肝是可以痊癒的疾病。但是，脂肪肝患者如果反覆大量飲酒，最後就會出現「酒精性肝炎」這種嚴重的狀態。此外，引起脂肪肝的生活習慣，也容易引起動脈硬化的重大危險因子高血脂症等。事實上，在不知不覺中，可能會併發高血脂症或高尿酸血症。此外，在酒精性脂肪肝的狀態下持續飲酒，可能會發展為肝硬化，不可不慎。

愛喝酒的肥胖人士要注意

肥胖的人之中，有二～三成會出現脂肪肝的現象。如果又愛喝酒的話，那麼，罹患脂肪肝的機率又會大為提升了。一般而言，脂肪肝是容易治癒的疾病，但是，因為肥胖而又大量飲酒的人，則即使戒酒，也很難在短期間內使得脂肪肝痊癒。必須要同時藉著食物療法消除肥胖，否則很難改善脂肪肝的狀態。

相反的，自己認為很瘦而放心大量飲酒的人，也會有問題。因為基於酒本身的熱量和作用，任何人一旦飲酒過量，肝臟都可能會積存脂肪。

酒精性肝炎——飲酒過量會損傷肝細胞

酒精性脂肪肝患者一旦持續飲酒，就會引起酒精性肝炎。酒精性肝炎在初期可藉著戒酒而痊癒，但是，病情嚴重時會導致死亡。

◎出現食慾不振、噁心、腹痛等症狀

得了脂肪肝以後，積存的中性脂肪會抑制肝臟的功能，但是不會破壞肝細胞。不過，如果脂肪肝的狀態持續五年以上，而且反覆大量飲酒，在酒精代謝過程中形成了乙醛，那麼就會出現毒性。再加上各種原因，使得肝細胞發炎而遭到破壞，這種狀態就稱為酒精性肝炎。

酒精性肝炎的症狀是肝臟腫大，出現疲倦、噁心、發燒、嘔吐、腹痛、黃疸、下痢等症狀。嚴重時，甚至胃腸會出血（吐血、便血），出現浮腫和腹水等現象。

◎習慣飲酒者大量飲酒時會出現這種症狀

平常習慣喝酒的人，因為交際應酬而瞬間大量飲酒時，也可能會發生酒精性肝炎。會出現意識障礙或急性腎障礙而導致尿毒症等會危急生命的症狀。此外，習慣性持續大量飲酒的人，酒精性肝炎會慢性化。一般而言，持續十年每天喝九百毫升以上，則罹患酒精性肝炎的機率極高。

在罹患肝炎的初期，只要戒酒，就能夠恢復肝功能。但是，如果維持原有的步調持續喝酒，那麼，在肝細胞反覆破壞與再生時，周圍就會纖維化而變硬，於是就會從肝炎發展為肝硬化。

memo

酒精性肝障礙的進行方式

在罹患脂肪肝的狀態下，又持續喝酒，則肝細胞會遭到破壞，破壞的細胞周圍會形成一些細纖維，這就是酒精性肝纖維症。此外，短期間大量飲酒或長年飲酒的人，肝細胞會因為發炎而遭到破壞，引起酒精性肝炎。在酒精性肝纖維症或酒精性肝炎的狀態下仍然持續飲酒，則在五～十年內會進展為肝硬化。

喜歡喝酒的人，在交際應酬中大量飲酒，就會引起酒精性肝炎，其後肝臟持續纖維化，會造成酒精性肝纖維症。在尚未痊癒時，如果又大量飲酒，就會反覆出現肝炎、肝纖維症的症狀，最後變成肝硬化。

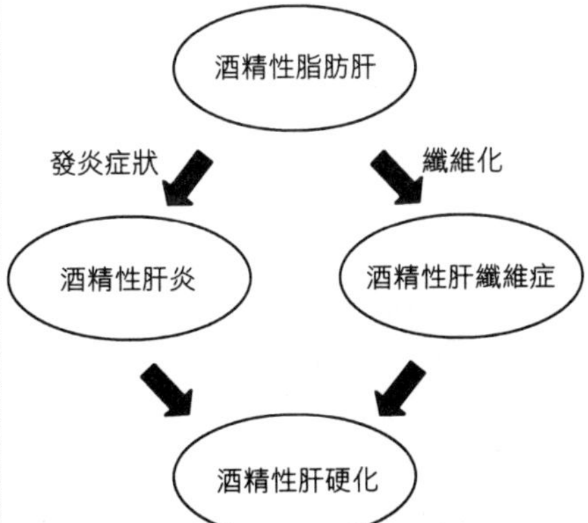

很會喝酒並不代表肝功能很好。經常習慣大量喝酒的人，肝臟出現毛病的機率很高。

女性比男性更容易引起肝障礙

女性因為荷爾蒙和對內毒素這種來自細菌的毒素與男性的感受性不同，因此，即使飲用與男性相同的酒量，也會較早出現肝障礙。只要飲用男性三分之二的量，就會導致肝障礙進行。同時，轉移為肝硬化的期間也比男性更短。最近習慣飲酒的女性增加，要特別注意。

肝炎病毒的帶原者即使少量飲酒也要注意

B型或C型肝炎病毒的帶原者，即使少量飲酒，也會加速肝障礙的進行，因此，要注意控制飲酒。

肝硬化——因為肝炎、脂肪肝的基礎而引起

肝硬化是肝細胞遭到破壞，肝臟內纖維成分增加、變硬變小的狀態。病毒性肝炎及長期持續大量飲酒，是造成肝硬化的二大原因。

◎肝細胞持續遭到破壞，就會變成肝硬化

肝細胞因為各種原因而反覆遭到破壞時，殘存的肝細胞想要恢復原狀，因此會反覆進行再生與增殖。每次再生的肝細胞，其周圍的結締組織會增加，使得「再生結節」持續增加。

經由以上的過程而又持續下去，如果趕不上再生、修復的作用，則肝臟就會變形，最初腫大，然後變小變硬。此外，肝臟內的血液循環不順暢，肝功能降低，這種狀態就稱為肝硬化。

如果將營養送達肝臟的門脈這個特別的血液循環途徑系統的流通停滯，血液循環惡化，則門脈的血液無法通過肝臟，而會在食道、胃、直腸黏膜、腹壁的靜脈形成引流管（捷徑）來使用。這時，流入靜脈的血液會像瘤一樣的膨脹，形成食道靜

脈瘤，或出現痔瘡的出血現象。

◎病毒性肝炎及飲酒過量是肝硬化的二大原因

肝硬化是因為病毒性肝炎或酒精所引起的。此外，還有膽汁的流通停滯所引起的肝硬化，或免疫異常、慢性心臟功能不全、日本住血吸蟲等所造成的。

目前，國內最大的問題就是病毒性的肝硬化，佔全部肝硬化的七～八成。其中以C型肝炎所佔的比例最高。

但是，肝硬化不光是肝炎病毒或飲酒過量所造成的，個人的營養狀態，免疫反應的強弱、遺傳的因素、年齡、性別等，使得引起肝硬化的方式也有所不同。

即使診斷為脂肪肝或肝炎，但因為沒有症狀而未改善以往的生活習慣，則最後就會演變成肝硬化。所以，一定要有充分的警覺心。

❗肝硬化未必會置人於死地

通常肝硬化無症狀的期間較長，但是，等到下肢浮腫或出現腹水及黃疸時，則表示症狀已經相當惡化。這是因為肝臟具有充足的後備能力。

一旦得了肝硬化，多半不可能完全治好。但如果是罹患酒精性肝硬化，只要戒酒，就有可能復原到很好的地步。而如果是病毒性肝硬化，則只要排除病毒，抑制造成肝炎的原因，那麼也可以期待復原到某種程度。

memo

罹患肝硬化時身體會出現的自覺症狀

- 浮腫、腹水：當肝功能下降時，每天一到傍晚，腳就會浮腫，而且腹水積存，褲子或裙子變緊。
- 黃疸：在初期幾乎不會察覺，等到肝硬化嚴重惡化時才會出現。（參照78頁）
- 臉部與肌膚：沒有光澤，泛黑。
- 紅色斑點：胸、手臂上方及手掌會出現紅色斑點（蛛網狀血管瘤、手掌紅斑）。（參照81頁）
- 女性化：男性的乳房會像女性一般的增大，肌膚也像女性一般的柔軟、光滑。（參照82頁）
- 出血：容易出血且不易止血。此外，也可能突然吐血或出現便血現象。

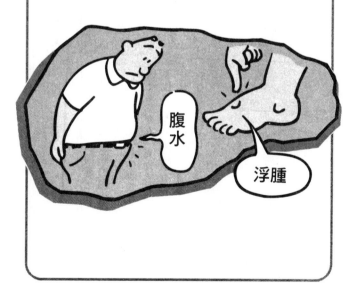

肝癌—壯年期有增加的傾向

肝癌的死亡率以四十歲層到六十歲層的壯年期患者較高，而且這種趨勢逐年升高。尤其由病毒性肝硬化進行而來的肝癌十分常見，因此要定期接受檢查。

◎由肝硬化進行而來的肝癌十分常見

肝癌包括由肝炎變成肝硬化，然後再變成肝癌的原發性肝癌，以及由其他臟器轉移到肝臟的轉移性肝癌。

一般而言，原發性肝癌大都是由肝硬化進行而來的，肝硬化患者中有四成會併發肝細胞癌。但是，來自酒精性的情況較少，而原因來自C型肝炎病毒的情況較多見，年間會發生六～七％的症例。

香港、泰國等東南亞地區，以及日本、韓國、非洲等病毒性肝炎，尤其B型肝炎的污染地帶較多肝癌患者。所以，B型肝炎病毒被視為是造成肝癌的原因之一。在日本，因為C型肝炎而引發肝硬化並導致肝癌的機率相當高。

以前較少見的酒精性肝硬化併發肝癌的症例，現在則有增加的趨勢。

總之，現階段多半是利用干擾素進行慢性肝炎、肝硬化的治療以抑制肝癌的發生。

◎身體倦怠、容易疲倦、臉色不佳——癌症的初期症狀

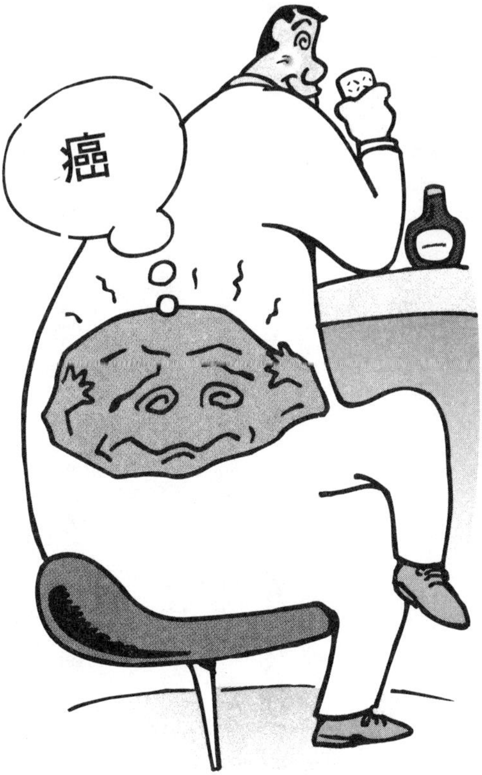

由酒精性肝硬化併發肝癌的例子也增加了

肝癌的初期症狀，是身體倦怠、容易疲倦、臉色不佳，持續惡化時，右上腹部及背部會出現輕微的疼痛感，且有輕度的發燒現象。

此外，當癌

細胞侵入門脈之中時，會出現食道靜脈瘤，以及腹水惡化的症狀。如果繼續惡化，則體重會急速下降，引起貧血，腹水積存，腹部膨脹。

肝癌、肝硬化、胃癌造成死亡率的年度比較

依各部位癌症死因來看，肝癌僅次於肺癌、胃癌，排名第三。如果將肝癌與肝硬化合併計算，則死亡人數將近四萬四千人。

如何早期發現肝癌

肝癌的診斷，除了根據GOT、GPT、腫瘤標記等血液檢查之外，還會進行超音波檢查或CT檢查等畫像檢查。一旦診斷為慢性肝炎、肝硬化時，則為了早期發現癌症，最好一年接受二～三次的畫像診斷。

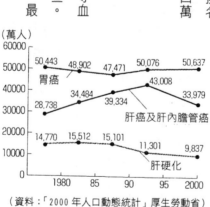

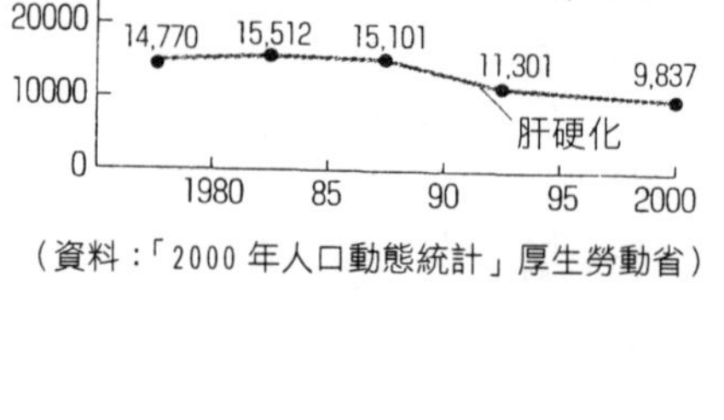

（資料：「2000年人口動態統計」厚生勞動省）

COLUMN

其他原因所引起的肝障礙

①藥物

因為藥物而引起的肝障礙，大致分為二種形態。一種是，藥物本身的毒性直接作用於肝臟，或是藥物在體內產生變化而對肝臟造成毒害作用。另一種是，因為藥物的變化而產生的代謝產物對肝臟造成過敏反應。

在肝臟會發揮毒作用的物質，包括抗癌劑或某種抗生素及四氯化碳等。肝臟的解毒能力因人而異。一般而言，服用的藥量越多，則肝臟受損的情況越嚴重。

會造成肝臟過敏反應的藥物，就是全身痲醉藥 Halosten。平常是安全藥物，但是，如果在短期間使用二次以上，就會引起肝障礙。

此外，精神神經障礙的治療藥或鎮靜劑、心律不整治療劑等，都會對肝臟造成過敏反應。

藥物所引起的肝障礙，在開始服用的一～四週內就會出現。對於肝臟會直接作用的藥物，容易引起噁心、嘔吐、腹痛、食慾不振、黃疸、發癢等症狀。因為會引起過敏反應，所以也會出現惡寒、發燒、發疹、發癢等症狀。使用藥物而出現這些症狀時，就要停止服用，藉此就能夠改善症狀。

②自體免疫異常

自體免疫性肝炎或原發性膽汁肝硬化等都是原因。歐美人較多見，而在日本較為罕見。不過，最近也時有所聞。對於從體外入侵的異物，原本人體內的免疫反應會加以排除，但是把自己身體的成分視為是異物（抗原）而引起的抗原抗體反應，會攻擊肝細胞而加以破壞。不過，與其他肝病不同的是，這種情況以二十～六十歲的女性較多見。

第2章

肝臟多樣化的各種作用

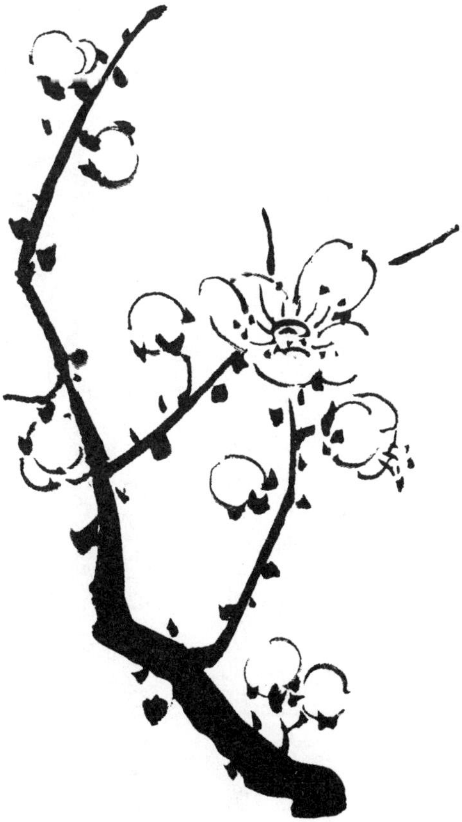

肝臟是人體內最大的臟器

「肝臟與心臟都是重要的臟器」。肝臟可以支撐其他內臟或者器官的功能，一旦肝功能不良，就會降低體內的機能。

◎在橫膈膜下方，平常觸摸不到

肝臟在體內是最大的臟器。肝臟重量男性平均為一三〇〇公克，女性為一二五〇公克，佔總體重的五十分之一（新生兒則是佔體重的二十分之一）。心臟的重量約二五〇公克，胰臟約一〇〇公克，由此可知肝臟有多大了。

肝臟位於上腹部的右方，就在橫膈膜的正下方，會隨著呼吸而起伏。幾乎整個肝臟為肋骨及胸骨所覆蓋，所以，通常即使觸摸腹部，也找不到肝臟的位置。但是罹患脂肪肝、肝炎、肝硬化而肝臟腫大時，就可以觸摸到肝臟了。

◎由二千五百億個細胞所構成

正常的肝臟，就好像我們在豬肉攤所看到的動物肝臟一樣，表面光滑，富於光澤。事實上，其中充斥著二千五百億個肝細胞。

這些肝細胞每個都各自具有其機能。但是，肝細胞並不是零散的存在，而是形成稱為「肝小葉」的基本單位團體。肝小葉的正中央有中心靜脈通過，肝細胞則巧妙的在其周圍互相連接，呈放射狀排列。整個肝臟大致是接近三角形。

memo

肝臟的位置與各部位的名稱

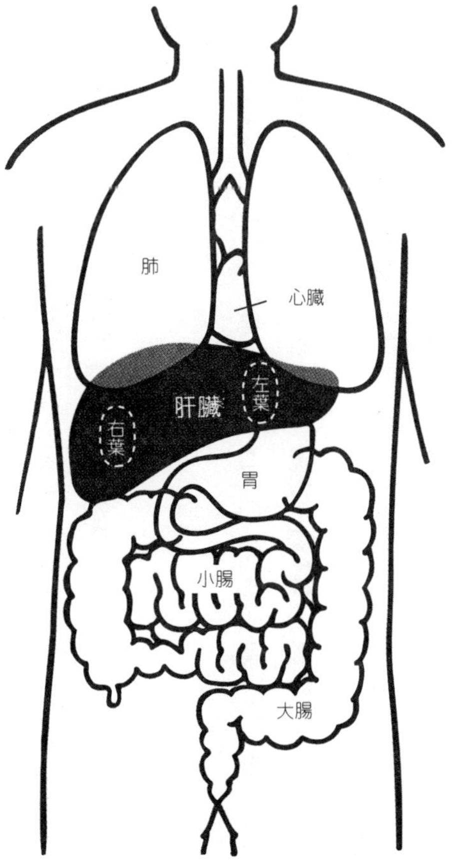

不過，縱走於表面的溝（鐮狀韌帶）將其分為左右兩側。右側稱為「右葉」，左側稱為「左葉」，右葉比左葉大四倍以上。右葉與左葉一分為二，但是，並非各自擔負不同的任務，而是整個肝臟合為一體，發揮功能。

肝小葉的構造

肝細胞每五十萬個聚集起來，形成直徑〇・七～二・〇㎜的肝小葉。肝小葉是維持肝功能的最小單位，裡面約聚集了五十萬個肝細胞。當肝臟的毛病惡化、形成肝小葉的肝細胞遭到破壞時，肝小葉的形狀就會瓦解。

大量血液流入肝臟

肝臟流入了由心臟送出的五分之一的血液。血液流入的途徑有二，包括運送氧和熱量的肝動脈，以及只有肝臟才有的門脈這個粗大血管。

◎門脈將胃腸所吸收的營養素送達肝臟

吃進口中的食物，經由食道→胃→十二指腸→小腸的過程而被消化吸收。小腸中有無數的毛細血管，毛細血管聚集起來，再加上由脾臟或胰臟等的靜脈聚集成粗大的「門脈」靜脈血管而流入肝臟。

換言之，門脈接受來自於胃腸所吸收的二氧化碳或新陳代謝產物而將其送達肝臟的同時，也將由小腸吸收到的養分全部送達肝臟。肝細胞所需要的氧和熱量，則是由肝動脈運送。

所以，經由門脈和肝動脈這二個途徑讓血液流入，這是肝臟的一大特徵。

將血液送達肝臟以及送出肝臟的血管

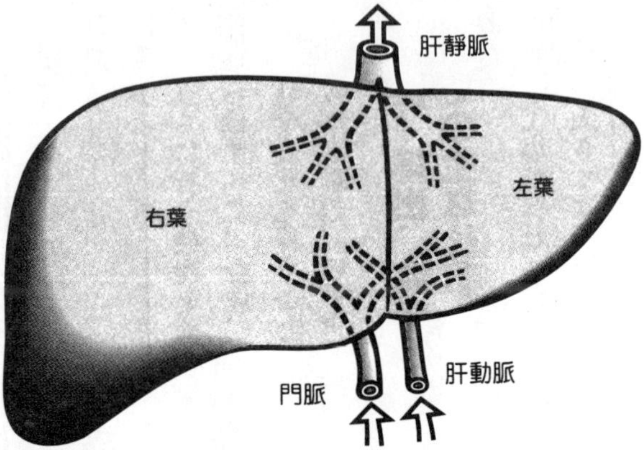

◎每分鐘有一・五公升的血液流入肝臟

門脈及肝動脈流入肝臟的血液，每分鐘達到一・五公升，那是心臟送出的全身總血液量的五分之一。其中每分鐘由門脈送來一・二公升，由肝動脈送來〇・三公升。肝臟是暗褐色的臟器，就是因為流入大量血液的緣故。

門脈含有養分，但是，只有少量的氧。因此，要和肝動脈一起工作，才能夠讓肝臟將體內吸收的物質加以分解、再合成，變成其他的物質，進行新陳代謝。

在肝臟代謝、處理過的營養素，經由肝靜脈送回心臟，然後再送到全身。

1 肝臟不容易形成血栓

由門脈、肝動脈細分出來的毛細血管，如網眼般遍佈於肝細胞之間。兩者互相會流的部分，就稱為「竇狀隙」，氧和養分在此混合。竇狀隙的流通途徑，則是在與相鄰的肝細胞之間，反覆進行物質交換與新陳代謝，然後再流到中心靜脈。

竇狀隙縱橫遍佈於肝細胞之間，因此，就算其中一個阻塞，血液也可以透過其他的管道流入。所以，肝臟與心臟和腦不同，是不容易引起血栓障礙的臟器。

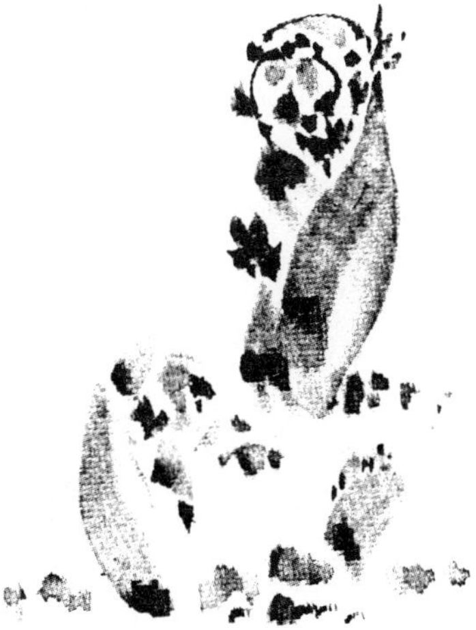

具有多樣化作用的肝臟是體內的化學工廠

肝臟進行維持生命所需的各種化學處理。因此有化學工廠之稱。工作細分為五百種以上。

◎完成許多工作，支撐其他的臟器

二千五百億個肝細胞，大約每五十萬個形成基本單位團體，亦即肝小葉。肝小葉有五十萬個以上，每一個肝小葉各自負責肝臟的主要機能。

肝小葉就好像「化學工廠」一般，具有多樣化的作用。所進行的化學處理的種類，目前已知有五百種以上，而且具有在短時間內就加以完成的機能。這全都是合成、氧化、還原等化學變化，因此，可將其視為是化學工廠。

◎主要工作包括代謝、排出及解毒

在這個化學工廠所進行的工作，依其目的的不同，大致分為以下三種。

①代謝物質

肝臟多樣化的作用

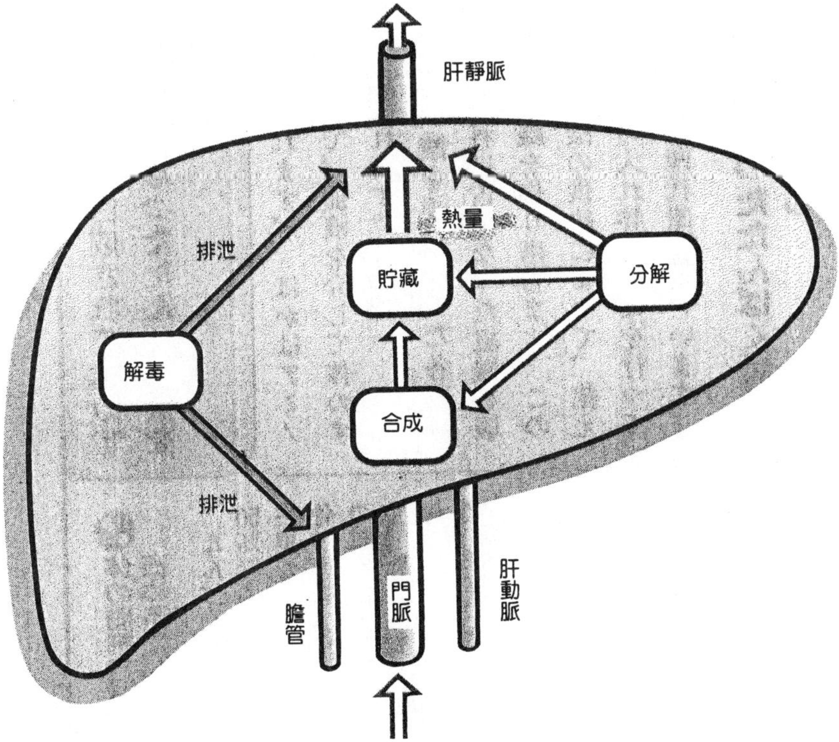

醣類	脂質	蛋白質	異物、藥物

在體內將吸收的蛋白質、脂質、醣類三大營養素分解成各種形態後才能夠被利用，然後進行合成（代謝），貯藏在肝臟內，配合必要釋放到血液中。

②製造膽汁並排出到十二指腸

會製造消化脂肪的消化液膽汁，並由膽管將膽汁排出到十二指腸。

③解毒

將酒精或藥物等對身體有害的物質進行分解、解毒。

肝臟所進行的作用，都是維持生命所不可或缺的重要作用。一旦肝臟無法正常的發揮功能，則人類就無法存活。因此，就算肝臟的其中一部分細胞受損，也不會對整體的功能造成影響。即使動手術切除七成的肝臟，最後仍會再生成為原來的大小。肝臟可以說是再生力很強的臟器。

❗膽囊與膽管

在肝臟下面，有貯藏膽汁的膽管附著。肝臟製造膽汁，經由毛細膽管↓膽管↓總膽管而排出到十二指腸。總膽管就在十二指腸的面前，和由胰臟伸出的胰管會合，混合了膽汁和胰液，分泌到十二指腸。但是，有時胰管和膽管會各自從不同的出口流到十二指腸。

合成、分解蛋白質

對人體而言，非常重要的蛋白質，在肝臟合成後送達全身各個角落。同時，肝臟也將不需要的蛋白質分解排泄掉。

◎製造成為身體根源的材料

魚、肉中所含的蛋白質，不可能維持原有的形狀而對人體有所幫助。必須要重新製造成身體能夠活用的形態。

肝臟就負責這項任務。

蛋白質被攝入體內後，首先在小腸內分解為氨基酸，被吸收後通過門脈送到肝臟，一部分合成為構成肝細胞的蛋白質，其他的則維持氨基酸的形態，經由血液送達全身各處。

接受氨基酸的各組織，利用這個材料破壞老舊的組織，製造新的組織。藉著氨基酸的供給，不斷的進行新組織交替的作業，這就是「新陳代謝」。

◎不需要的蛋白質被分解掉

在肝臟，每天大約可以經由氨基酸合成五十公克的各種蛋白質。而經由這種合成所製造出來的蛋白質，都是對身體具有重要作用的白蛋白、球蛋白、脂蛋白等血漿蛋白，以及血液凝固因子纖維蛋白原、凝血酶原等。其中只有肝細胞能夠製造出來的白蛋白，是維持血液滲透壓、合成身體組織、當成熱量源來使用的最重要蛋白質。一旦肝障礙相當惡化，合成的白蛋白不足時，則血液中的水分會滲出到血管外，結果身體出現浮腫或腹水等症狀。

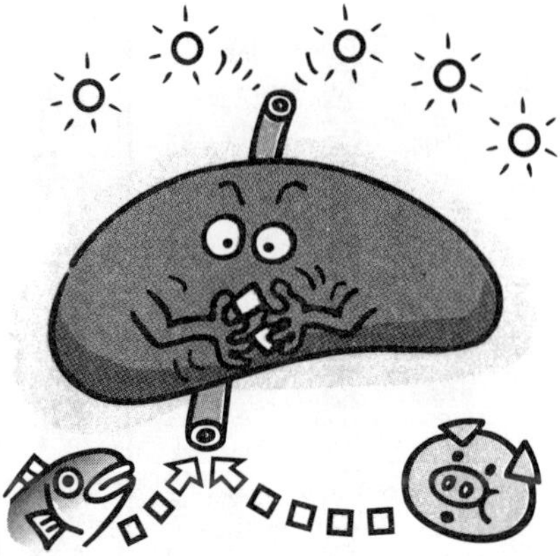

要將經由食物攝取到的蛋白質重新製造成對人體有幫助的形態

通常，為了預防進入的蛋白質不夠而無法將蛋白質送達全身以進行新陳代謝，肝臟會貯存較多的蛋白質，以備不時之需。此外，在肝臟不光是合成蛋白質，也具有分解不需要的蛋白質的作用。不使用的氨基酸被分解，經由氮氧化物、氨變成尿素，排泄到尿中。

佔身體固體成分五十％以上的蛋白質

蛋白質佔身體固體成分的五十％以上，是構成細胞的主要成分。血液、肌肉、骨骼、皮膚、各臟器等，幾乎所有的組織中都含有蛋白質。在肝臟中也有很多蛋白質，其組織的六十％都是蛋白質。其中的一半是支持肝臟作用的酵素的成分。這些酵素在肝臟內有數百種。此外，缺乏醣類時，也可以當成取代熱量源來使用，而且具有促進膽汁分泌，使得遭到破壞的肝細胞再生的作用。

只要調查血中蛋白質就能夠了解肝臟狀態

血液中的蛋白質多半是在肝臟合成，因此，只要調查血中蛋白質量，就可以了解肝臟的狀態。如果白蛋白降低，則表示肝臟出現了一些毛病，使得氨基酸的代謝不良。

脂蛋白能讓脂肪溶於血液中

脂蛋白是脂肪和蛋白質的複合物質，在肝臟合成、分泌。就好像水和油不相容一樣，脂肪無法直接溶於血液中而運送到全身。因此，在肝臟會製造出好像要覆蓋脂肪的阿樸蛋白，讓阿樸蛋白和脂肪結合成脂蛋白的形態，釋出到血液中。

肝臟的作用 2

儲藏及供應成為熱量來源的糖

肝臟經由血液將成為活動身體熱量來源的糖運送到全身。為了以防不時之需，肝臟具有儲藏糖的機能。同時也具有熱量製造工廠的作用。

◎將葡萄糖變成肝糖貯存下來

我們在活動時需要熱量，而最重要的熱量來源就是糖。糖含於米、麵包、麵類等碳水化合物中。但是，如果維持碳水化合物的狀態，就無法使其燃燒當成熱量加以活用。因此，首先要在小腸將碳水化合物分解為單糖，然後再分解為葡萄糖。被吸收後通過門脈送達肝臟。

被運送到肝臟的葡萄糖，一部分成為肝細胞本身的熱量，而多餘的葡萄糖則不能夠直接貯存下來，必須轉換為肝糖，才能夠在肝細胞中當成後備熱量貯存下來。如果血液中缺乏葡萄糖，則貯存的肝糖會再度分解為葡萄糖而釋出到血液中。血液中的糖量（血糖值），可以藉著肝臟而維持在穩定的範圍內。

◎雖然缺乏糖，但也能分解其他物質當成熱量使用

肝臟會配合血糖值，將貯存在肝臟的肝糖分解、製造成葡萄糖，並且釋出到血液中。因此，即使血液中的糖量不足，血糖值也不會驟然下降。此外，肝臟內的肝糖減少、無法製造出葡萄糖時，也可以分解脂肪或蛋白質，重新將其製造成糖。但如果罹患猛暴性肝炎而肝細胞急速遭到破壞時，則肝臟製造肝糖的功能就會下降，血糖值降低。這時，只能以葡萄糖當成熱量的腦部作用就會受損。

相反的，糖過多時，肝臟會將糖重新製造成脂肪，貯存在皮下脂肪等脂肪組織內。所以，醣類攝取過多時，會成為中性脂肪蓄積在肝臟內，這就是脂肪肝。

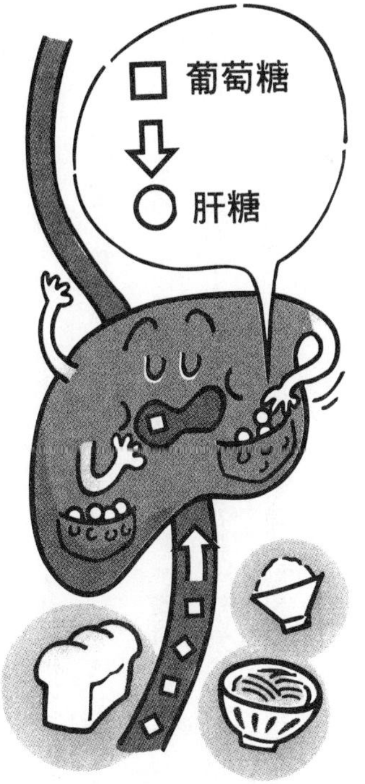

負責管理當成熱量來源的葡萄糖的出入

❗醣類是重要的熱量來源

醣類是由碳、氫、氮構成的化合物，種類很多，總稱其為碳水化合物。醣類最重要的作用，就是被當成熱量源來使用。

除此之外，部分可以轉換為氨基酸或脂質被體內利用。大量攝取醣類後，無法成為熱量被消耗掉的部分，人會以肝糖的形態將一部分貯存在肝臟，而剩餘的則成為脂肪貯存下來。但是，醣類不足時，就會將蛋白質當成熱量源來使用。因此，想要有效的利用蛋白質，則一定要經由飯、麵包、麵類等主食好好的攝取碳水化合物。

❗肝糖也會貯存在肌肉中

由葡萄糖轉化而來的肝糖，也可以貯存在肌肉中。但是，使用方法與肝臟不同。貯存在肌肉內的肝糖，當血中的糖較少時，也不會釋出，主要是當成肌肉的熱量來使用。但還是肝臟最適合用來貯存熱量的來源葡萄糖。

代謝脂肪使身體可加以利用

脂質的代謝，也是肝臟的重要作用之一。經由食物攝取的脂質，先成為熱量來源中性脂肪，成為膽固醇的原料，同時也可以轉換為負責讓脂肪和蛋白質結合的磷脂質。

◎把脂肪當成熱量來利用

與葡萄糖同樣的，身體不可或缺的熱量就是脂肪。脂肪不溶於水，不能直接被腸吸收。在成為熱量之前，需要經歷一些過程。被攝入體內的脂肪，首先藉著由膽汁和胰臟分泌的酵素分解為游離脂肪酸和甘油，被小腸吸收。在小腸中再度合成為中性脂肪，送達肝臟。當脂肪在肝臟被分解掉時，成為甘油和脂肪酸，同時也接受磷酸化等的氧化、還原作用，變成熱量。

在肝臟生成的中性脂肪，與蛋白質結合，轉化為脂質的複合體脂蛋白，釋出到血液中。如果這個過程不順利，或飲酒過度、吃了太多高脂肪食，使得製造脂蛋白的速度跟不上，則中性脂肪就會積存在肝臟，形成脂肪肝。

◎合成膽固醇或磷脂質

運送到肝臟的脂肪，不光是當成熱量的原料，同時也是製造膽固醇的原料，並且會成為磷脂質，促進肝臟解毒作用。肝臟的脂質代謝，不光是製造熱量，同時也具有各種作用。

另一方面，如果脂肪酸被過度分解，則多餘的量就會引起化學反應，形成酮體。

memo

肝臟所具有的其他代謝作用

肝臟與維他命和礦物質的代謝也有密切關係。與酵素互助合作，使得新陳代謝順暢進行，藉以合成維他命和礦物質，同時使其活化，運送到各組織。此外，也和各種荷爾蒙的代謝有關。

●維他命、礦物質的代謝

維他命和礦物質是維持健康不可或缺的營養素。但是，以原來的形態無法被身體活用，必須在肝臟內重新製造、儲藏。除了鐵、鈣、鎂等礦物質之外，銅、鋅等微量金屬也可以儲藏在肝臟。

●荷爾蒙的代謝

荷爾蒙也可以在肝臟以外的臟器中被製造出來，但是，為了在血液中保持一定的濃度，因此，要在肝臟中加以分解。調節女性激素或下垂體激素（由腦的下垂體所分泌出來的激素，包括生長激素、促腎上腺皮質激素、促性腺激素等），也是肝臟重要的作用。

肝功能不良時，手掌泛紅，出現手掌紅斑或蜘網狀血管瘤，而男性的乳房會增大，出現女性化乳房的現象，這是因為無法控制女性荷爾蒙所致。

酮體過多，積存在血液中，使得血液呈酸性，就會引起像重症糖尿病所出現的昏睡狀態，造成「**酸中毒**」。

❶四大類脂質

脂質分為中性脂肪、膽固醇、磷脂質、游離脂肪酸這四大類，各自具有重要的作用。

中性脂肪是可以貯存在體內的脂肪，佔總脂質的九成。主要貯存在肝臟或皮膚下（皮下脂肪）。膽固醇是膽汁和荷爾蒙的原料，也當成細胞膜的材料來使用。磷脂質則除了是細胞膜的原料之外，也具有運送中性脂肪或膽固醇的作用。游離脂肪酸是由中性脂肪分解而來，運送到身體的細胞內，成為熱量來使用，或再度合成為中性脂肪。

酸中毒……………………………………

身體健康時，血液和組織的氫離子濃度（pH值）在穩定的範圍內。而當酮體增加時，血液的pH值降低，呈現酸性。這種狀態就稱為酸中毒。糖尿病惡化、全身血液循環障礙、尿毒症或全身痙攣時會出現這種症狀。

製造膽固醇

膽固醇與生活習慣病有關，向來遭人唾棄。但是對身體而言，膽固醇是重要的物質。大部分的膽固醇是在脂質代謝的過程中由肝臟所合成。

◎膽固醇是細胞膜或荷爾蒙的原料

膽固醇在體內的其他臟器中也能被製造，不過幾乎都是由肝臟所製造出來的。

膽固醇向來被視為是讓血液循環停滯的破壞者。但是，它和磷脂質同樣是構成身體六十兆個細胞的細胞膜之重要原料。同時也是脂肪的消化吸收不可或缺的膽汁酸以及維他命D、荷爾蒙等物質的製造材料。所以，膽固醇是維持生命不可或缺的存在者。此外，肝臟會將膽固醇變成膽汁酸排到膽管內。

◎總膽固醇值較高疑似肝臟障礙

膽固醇被視為是壞蛋，因為其量在血液中增加過多時，會引起動脈硬化等。膽

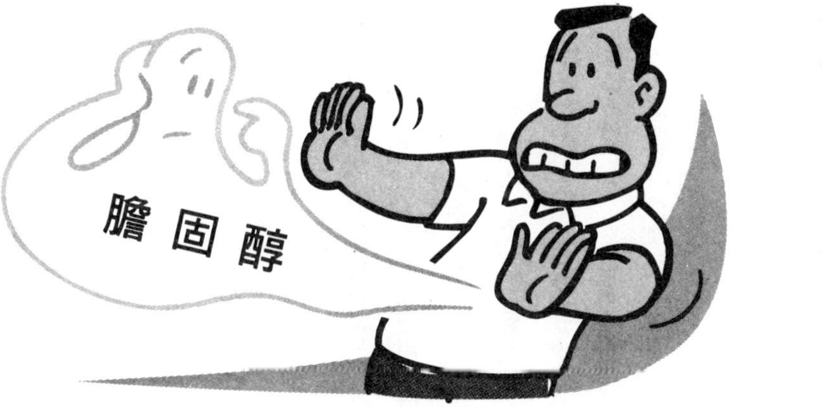

特別遭人唾棄的膽固醇，卻是製造細胞膜和荷爾蒙的原料

固醇包括ＨＤＬ膽固醇（好膽固醇）以及ＬＤＬ膽固醇（壞膽固醇）。

ＬＤＬ膽固醇具有將膽固醇搬運到身體各組織的作用，而ＨＤＬ膽固醇則具有將ＬＤＬ膽固醇運送的多餘的膽固醇重新帶回肝臟的作用。因為作用不同，所以，二個膽固醇加起來的總膽固醇值較高的話，則膽固醇結晶會沈著於血管壁等處，使得血液循環不順暢，容易引起動脈硬化。

但是，對合成膽固醇的肝臟而言，總膽固醇值是表示肝臟狀態的指標。數值下降，則表示肝功能已經降低到無法合成膽固醇的地步。

相反的，太高的話，則表示膽汁淤滯，有可能無法排泄掉膽固醇的狀態。

❗膽固醇與動脈硬化的關係

膽固醇沈著於血管壁，使得血管的內腔狹窄，血管組織變厚、變得脆弱。這種狀態就稱為動脈硬化。

引起動脈硬化之後，細動脈血管的血液循環不順暢，此外，也容易形成造成血管阻塞原因的血栓。放任不管，則可能會罹患心臟病、腦中風等會危及生命的可怕疾病。另外，高血壓、糖尿病、高血脂症等也會引起動脈硬化。

❗LDL膽固醇與HDL膽固醇的不同

脂肪不溶於水，而血液中脂肪的周圍，則由既容易和水也容易和脂肪親近的蛋白質所覆蓋，這種粒子就稱為脂蛋白。

脂蛋白依脂肪和蛋白質的比例不同，有多種不同的形態。就膽固醇而言，其中之一就是蛋白質比例較少、膽固醇比例較多的LDL（低比重脂蛋白），以及蛋白質比例較多、膽固醇比例較少的HDL（高比重脂蛋白）等。當HDL太少而LDL太多時，血液中的膽固醇增加，就容易引起動脈硬化。

製造用來消化脂肪、排泄廢物的膽汁

讓脂肪或維他命容易在腸內被消化、吸收的膽汁，是在肝臟製造出來的。膽汁除了幫助消化吸收之外，也具有將已經被解毒的物質排除的作用。

◎膽汁酸能夠促進脂肪或維他命的消化、吸收

肝細胞製造出來的膽汁，主要是由膽汁酸、膽固醇及磷脂質所構成。此外，也含有肝臟處理掉的物質。膽汁會先貯存在膽囊內，然後被排泄掉。膽汁也具有排泄身體不需要物質的作用。尤其重要的是，在我們的食物中，它具有消化脂肪的重要作用。

膽汁是帶有苦味的黃色液體，肝細胞一天會製造八百～一千五百毫升的膽汁。膽汁的材料是膽固醇、磷脂質等，主要成分是膽紅素（**膽汁色素**）及膽汁酸。

膽紅素是老化的紅血球在脾臟被分解掉而形成的物質。而膽汁的黃色則是膽紅素所造成的。膽紅素在肝細胞內接受化學處理，成為膽汁，由肝細胞的毛細膽管經

由肝內膽管再到達總膽管，最後排泄到十二指腸。膽汁酸則在肝細胞內由膽固醇製造出來。具有幫助脂肪或脂溶性維他命的吸收，以及防止腸管內的細菌製造出有害物質的作用。膽汁酸在肝臟內合成時會排泄到十二指腸中，一部分再度被吸收，分泌到膽汁中，而其他則排泄到糞便中。

◎膽汁充斥於血管內時會形成黃疸

如果前述的機能無法發揮，則無處可去的膽汁就會充斥於血管中。結果，因為膽汁色素而使得皮膚和眼球結膜（眼白部分）泛黃。這就是所謂的黃疸。

此外，肝功能不良時，膽汁的生產及排出無法順暢進行，而當脂肪的消化或吸收不良時，就容易引起下痢。另外，當膽固醇積存時，則容易形成膽結石，也可能造成易溶於脂肪的維他命缺乏。

❗膽汁的腸肝循環

由肝細胞製造出來的膽汁，先貯存在膽囊內。對於脂肪的消化吸收而言，膽汁是重要的物質。

食物經由胃移動到小腸時，膽囊迅速收縮，濃縮的膽汁被送到小腸，幫助消化吸收後，九十％的膽汁由小腸再吸收，然後回到肝臟。這就是肝腸循環。

膽汁色素

老舊紅血球的血紅蛋白（血色素）變成黃色之後，就是稱為膽紅素的膽汁色素。和膽汁酸等的成分一起成為膽汁。人類的糞便呈黃色或茶褐色，就是因為膽汁色素的緣故。

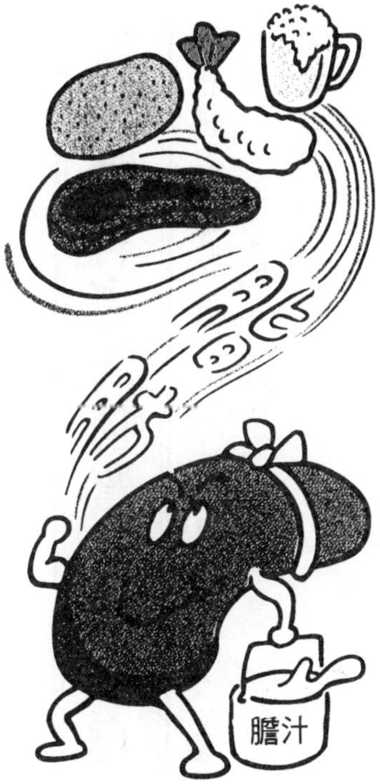

肝臟製造出來的膽汁負責脂肪的消化

肝臟的作用 6

對身體有害的物質進行解毒

肝臟的重要作用之一，就是解毒作用。使酒精分解為水和二氧化碳而變得無毒化。而蛋白質分解時所發生的氨，也可以藉著肝臟的作用變成無害的形態排出體外。

◎將對身體而言有害的物質無害化

肝臟的主要作用之一，就是相當重要的解毒作用。

營養素以外的藥物或食物中所含的「由體外進入的有害物質」，或是「體內製造出來的有害物質」，以及「雖然必要但過剩時會造成弊端的物質」，由肝臟加以分解，變成易溶解水的狀態，流入尿液或膽汁中，將其排出體外，這就是肝臟的解毒作用。

①由體外進入的有害物質

由體外進入的物質的解毒代表就是酒與藥。酒在被分解時，會產生乙醛物質，具有毒性，但是，肝臟會對其進行加以分解的解毒作用。不過，當大量飲酒而肝臟來不及解毒時，乙醛無法完全被分解，在第二天早上醒來就會出現噁心、頭痛的現象，成為宿醉的原因。此外，基於治療目的而服用的藥物或食品添加物等化學物質長期停留在體內，也會成為毒。這些成分都由肝臟加以處理，使其無害化。

②體內製造出來的有害物質

在物質代謝的過程中，體內也會製造出各種有害物質。例如，蛋白質在分解為氨基酸時，會產生氨等有害物質，但是，肝臟會將氨變成無害的尿素排泄到尿中。相反的，肝硬化持續進行，肝臟的處理能力降低，無法順暢的進行氨的解毒作用，體內充斥著氨，就會引起肝性腦症這種意識出現障礙的現象。

③雖然必要但過剩時會造成弊端的物質

雖然是體內必要的物質，但過多會造成弊端的物質中也包括荷爾蒙在內。體內製造出來的必要物質荷爾蒙，也可以在肝臟以外的臟器製造出來。但為了維持其在血液中的濃度，而由肝臟加以分解。

當肝功能下降，女性荷爾蒙雌激素無法被分解掉而積存在體內時，就好像惡化的肝硬化所出現的一些現象，男性會引起女性化乳房等的症狀。

❶發揮分解能力的色素細胞P450酵素

酵素只會和某種特定物質產生化學反應。但是，色素細胞P450酵素卻會和各種物質產生反應。不光是藥物、食品添加物等人工化學物質，甚至也和體內所產生的代謝產物或荷爾蒙、酒精等的分解反應有關。

這些物質一旦進入肝臟，會藉著色素細胞P450的作用使其氧化，成為易溶於水的狀態排出體外。服用藥物不久之後就會失去效用，或是喝酒後雖然酒醉但卻會清醒，就是色素細胞P450酵素發揮力量所致。

❶吞食異物的庫帕細胞

在肝臟的竇狀隙壁內側有庫帕（Kupffer）細胞，對肝臟而言，它是進行解毒作用的好同志。庫帕細胞一旦發現和養分一起流入的異物或細菌、癌細胞等，就會將其吞食掉，這種作用稱為「貪食作用」。

庫帕細胞無法充分發揮作用時，就無法去除細菌等，結果生物體的防禦構造和免疫能力就會降低。因為肝硬化而引起肺炎或腎盂腎炎等感染症，原因之一就在於庫帕細胞的機能減退。

COLUMN

決定會不會喝酒的因素在於「乙醛脫氫酶2」

世上有喜歡喝酒而「很會喝酒的人」，以及只是喝一杯啤酒就滿臉通紅的「不會喝酒的人」。

酒精會在肝臟被分解掉，變成毒性極高的乙醛，分解乙醛的乙醛脫氫酶2會發揮作用，但是，這種酵素有活性型和非活性型。換言之，擁有這種酵素且活性很強的人，分解乙醛的能力較高，所以，不會爛醉如泥或宿醉。而沒有這種酵素或這種酵素活性較低的人，即使只喝一點酒也會喝醉。

幾乎所有的歐美人體內都擁有活性型的乙醛脫氫酶2，而包括日本人在內的亞洲人種，則只有半數的人擁有這種脫氫酶，而且活性很弱。

半數的日本人喝酒之後都不勝酒力。不勝酒力

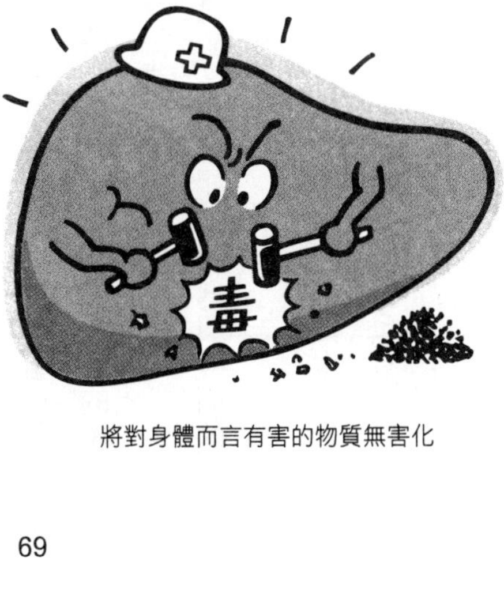

將對身體而言有害的物質無害化

的人持續喝酒，酒力會慢慢的增強。分解酒精的第一階段，是藉著乙醛脫氫酶和色素細胞P450發揮作用，製造出乙醛。當酒精量增加時，色素細胞P450的量也會逐漸增加。一旦色素細胞P450增加，就能夠提高酒精的分解能力。

但是，即使色素細胞P450增加，可是乙醛脫氫酶2處理能力較低與較高的人相比，分解酒精的能力落後很多，也就是「不勝酒力的人」。

罹患酒精性肝障礙的人，大多是「很會喝酒的人」，可是不勝酒力的人也可能會發病。與很會喝酒的人相比，不勝酒力的人只要喝少量就會發病，而且也有症狀比較嚴重的傾向。

第3章

令人擔心的肝臟狀態

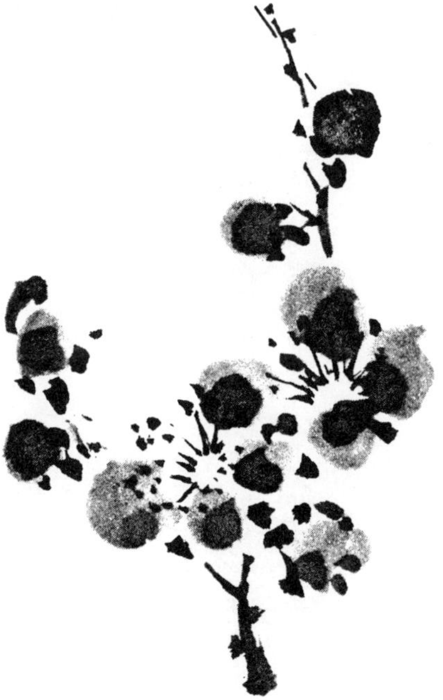

肝臟發出的警告信號 1

疲勞／缺乏食慾

肝臟是沈默的臟器，即使有些異常，也不會發出哀號。不過，症狀嚴重時，即使百般忍耐，肝臟也無法再保持沈默，通常會出現疲勞和食慾不振的現象。

◎最常見的症狀是身體倦怠及容易疲勞

現代人容易疲勞，但是如果好好睡一晚也無法消除疲勞，而連續疲勞好幾天，那麼，就要懷疑可能是肝病了。疑似肝病而到醫院接受檢查的人，最初常見的症狀就是疲勞和倦怠。具體而言，就是「動不動就容易疲勞」、「早上起床時覺得很痛苦」、「身體倦怠」、「缺乏工作幹勁」等。

這些症狀也和其他各種疾病共通，並不是肝病特有的症狀。實際上和感冒症狀非常類似，通常會持續二～三天發燒到三十八度左右。

此外，一旦變成嚴重的肝炎時，也會出現三十九度以上的高燒，所以容易被忽略，等到仔細檢查後，才發現是肝病。

放任這些症狀不管，症狀會持續惡化，通常一旦出現黃疸症狀，則疲勞和倦怠感就會消失。

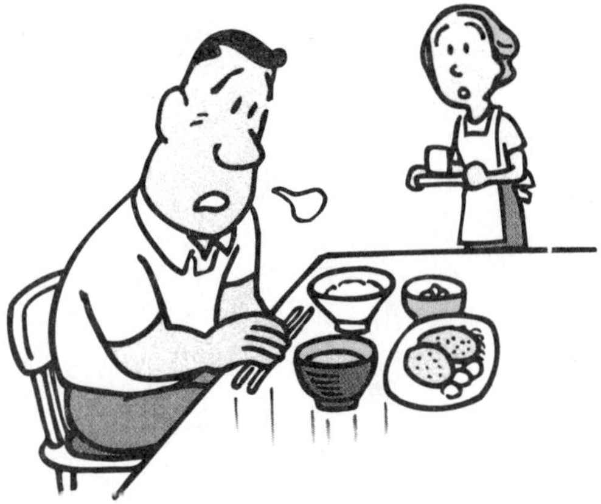

疲勞、沒有食慾

◎缺乏食慾、感到噁心

除了疲勞感和倦怠感之外，最初會感覺到的就是食慾不振。即使肝病嚴重，有的人卻和以往一樣，食慾不變。但是，如果是急性肝炎初期或慢性肝炎驟然惡化時，就會沒有食慾。

食慾不振也是感冒或其他疾病的症狀，不過如果是急性肝炎初期，則即使看到以前喜歡吃的炸排骨飯等油炸食物，就會覺得胸口不適，光是聞到氣味，就覺得噁心想吐，甚至會陷入像孕吐般嚴重食慾不振的情形。

如果持續幾天到一週，都食慾不振，出現黃

疸，那就是急性肝炎的典型症狀。出現黃疸後，食慾會逐漸恢復，噁心的症狀也會消失。

八十～九十%的急性肝炎患者會出現疲勞和倦怠感

一旦得了急性肝炎，則幾乎所有的人都會出現疲勞感和倦怠感。甚至疲倦到無法站在車上，即使躺下來也非常痛苦，產生強烈的倦怠感。

嚴重的慢性肝炎會出現疲勞感和食慾不振的現象

慢性肝炎或肝硬化，通常不會出現嚴重疲勞感、倦怠或缺乏食慾的現象。但是，慢性肝炎惡化到嚴重的地步時，就會出現這些症狀。這時要趕緊就醫。

有反胃現象而疑似胃病的人很多

持續食慾不振，產生如反胃般想吐的感覺時，很多人會以為是胃不舒服。但如果是胃潰瘍或急性胃炎，則不光是有反胃或想吐的感覺，甚至還會出現下腹疼痛的症狀。這是因為肝臟沒有傳達疼痛的神經，所以不會出現疼痛感。

疑似胃病而接受檢查時，在做內視鏡檢查前，往往經由血液檢查而發現原來罹患的是肝病。

肝臟發出的警告信號 2

肚子發脹／不太能喝酒

肝臟功能降低，膽汁的生產減少時，就是因為肚子發脹，右上腹部有壓迫感。此外，當有害物質的解毒作用降低時，則原本喜歡喝酒的人也會變得不太能喝酒。

◎因為消化不良而積存氣體及腹水，使肚子發脹

下腹部發脹、苦悶的原因有二種。一種是肝功能降低，膽汁的量減少，無法充分消化脂肪等，腸中積滿氣體所造成的。

另一種是因為肝硬化等原因，使得通過門脈送來的血液很難流通，門脈血壓升高，血液成分中的水會從門脈壁滲出到腹腔內，引起腹水。腹部在氣體發脹後有腹水積存。

此外，罹患肝炎、肝硬化或肝癌時，肝臟本身腫脹，所以肚子會發脹。這時，從右背到右上腹部會產生苦重的壓迫感或鈍痛感。

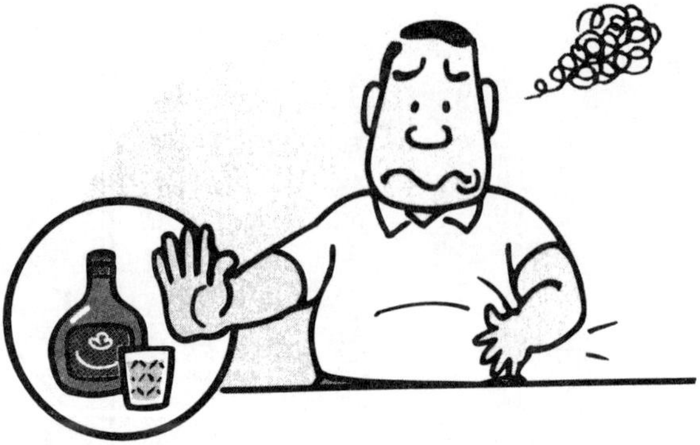

肚子發脹，變得不能喝酒了……

總之，肚子發脹、有鈍痛感時，就要趕緊接受檢查。

◎分解能力減弱，變得不太能喝酒

以往酒量很好的人，但是，現在只要喝一點酒就覺得不舒服，變得不太能喝酒，這時就要懷疑可能是肝病。

肝功能不良時，由於肝臟解毒功能薄弱，所以酒精分解所產生的乙醛可能會讓人覺得不舒服。酒精在血液中無法消失，於是形成宿醉，或是稍微喝一點就出現嚴重的酒醉現象。

此外，突然不想吃原本喜歡吃的油類料理，或是吃了之後一直覺得胃腸消化不良。這和肚子發脹同樣的，是肝臟製造膽汁的量減少，抑制脂肪的消化吸收，引起消化不良，而在腸管內也容易積存氣體，才會出現這種現象。

如何區別腹水與肥胖？

腹水積存，肚子發脹，體重會增加。但是，很多人會誤以為是肥胖。事實上，全身有肉附著的肥胖，肌膚的色澤良好。而如果是腹水積存，則上半身消瘦，皮膚乾燥，腳踝附近經常會浮腫，一看就可以知道是肥胖或腹水。

即使得了肝病，肚子發脹，但不會出現腹痛現象

罹患腸的疾病時，也會導致肚子發脹，同時還會伴隨腹痛現象。但如果是肝病，則除了肚子發脹之外，並不會有腹痛的感覺。

不過，如果是慢性肝炎或肝硬化併發膽結石症，則右上腹部會產生強烈的疼痛感。女性比男性更容易罹患膽結石症，引發關鍵包括暴飲暴食、壓力等，要多加注意。

皮膚或眼白發黃／尿色變深／身體發癢

皮膚或眼白發黃，出現黃疸，首先要懷疑可能是肝病。出現黃疸時，尿色會變成啤酒色或如紅茶般的深色，身體各處也會發癢。

◎黃疸是肝臟的危險信號，必須立刻住院

肝病特有的黃疸症狀，會出現在眼白部分及全身皮膚上，尤其上臂內側及胸部等嫩白皮膚部分會發黃。這是因為肝臟製造出來的膽汁無法順暢排泄掉，膽汁成分黃色色素膽紅素在血液中增加所造成的。

通常黃疸在一～二週內就會消失，但如果一直無法消失，且持續出現一個月以上，就表示病情已經相當嚴重。所以一旦出現黃疸時，就必須要住院觀察。

◎尿色變深，糞便顏色變淡

出現黃疸時，尿色會變成深褐色，嚴重時，則會出現好像啤酒瓶般的顏色。這

是因為膽紅素排泄到尿中的緣故。肝臟不好時，則不光是尿，甚至連尿的泡沫都會泛黃。相反的，因為膽汁沒有分泌到腸，因此，糞便的顏色反而變淡，有時甚至近乎灰白色。一旦黃疸即將消失，則異常的尿液或糞便顏色就會回復為正常色。

◎身體各處發癢

出現黃疸時，身體各處會發癢。有時只會出現發癢現象，不過大多和黃疸同時出現。黃疸症狀越嚴重，則發癢的現象也會越強烈。

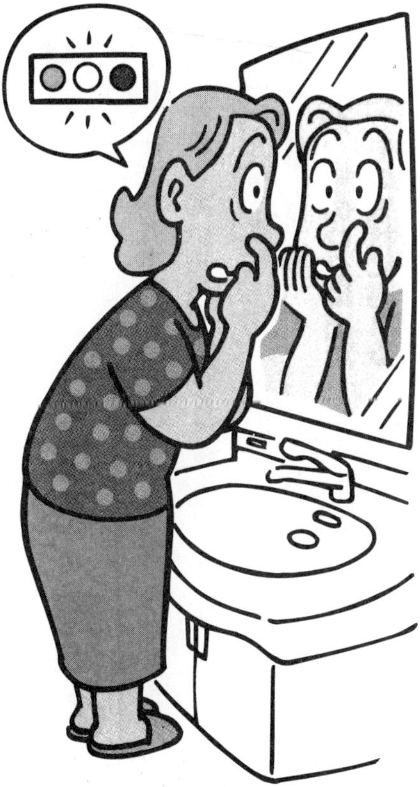

皮膚或眼白泛黃……

這是由於血液中的膽汁酸增加，刺激皮膚的神經造成的。此外，如果是**原發性膽汁肝硬化**，則在出現黃疸的半年到一年前，身體各處就會持續發癢。

皮膚發黃的原因不只是肝病

肝臟功能正常，但是，皮膚卻出現如黃疸般的黃色，這就稱為「柑皮症」。是因為一次吃大量的柑橘或胡蘿蔔等富含胡蘿蔔素的蔬菜水果所造成的。胡蘿蔔素的色素甚至會使手掌泛黃。這不是疾病，只是皮膚暫時變黃的一種症狀。眼白部分也不會泛黃，藉此可以輕易的和黃疸加以區分。

只有膚色發黑、暗沈時……

當眼睛周圍、臉頰、嘴唇周圍、額頭等處暗沈、發黑時，有的人會懷疑可能是肝病。但這是一般稱為「肝斑」的暗沈，是紫外線或皮膚老化所造成的。

肝硬化進行時的臉色有其特徵，亦即整個臉都變黑，沒有光澤。近看時，會發現皮膚的毛細血管上浮擴張。此外，肝硬化中有一種「血色素沈著症」，症狀是皮膚會變成黑褐色，這是鐵的代謝異常所造成的疾病，十分罕見。

原發性膽汁性肝硬化……………………

肝臟中比較細小的膽管，並沒有受到來自其他臟器的影響而產生自體免疫發炎症狀，膽管遭到破壞，膽汁無法流出的疾病。首先會出現強烈的發癢症狀，接著出現黃疸。在國內，這種症狀並不多見，主要是出現在中年女性的身上。

手掌或胸部發紅／男性乳房變得像女性一樣

肝臟的代謝功能降低，無法順暢的處理女性荷爾蒙，結果手和胸部出現紅色斑點，男性的乳房增大。

◎手掌出現紅色斑點，胸部出現蛛網狀線條

一旦形成肝硬化時，身體會出現一些特徵症狀。首先是手掌泛紅，形成「手掌紅斑」。主要是從拇指與小指根部到手腕隆起部分及指尖等處泛紅。此外，這個紅色斑點也會出現在胸部前方的乳頭到乳房附近，還有背部上方、雙臂外側部分。紅色斑點有如罌粟粒般大，毛細血管呈放射狀擴散成如蜘蛛張開腳般的症狀會從中心部分延伸出來。這種狀態稱為「蛛網狀血管瘤」。

用手指按壓紅色斑點時，顏色會瞬間消失而泛白，但手指一離開，又會呈現原來的紅色。大小約數公分，中心部位隆起。

主要是在肝硬化時會出現的症狀，但是，罹患酒精性肝炎或脂肪肝時也可能會

出現。此外，就算沒有肝病，但在懷孕時也會出現。

◎男性乳房像女性一般大

肝臟慢性惡化時，男性會出現女性化現象。亦即男性的乳房會像女性般膨脹隆起，有時會有疼痛感。此外，也會出現乳頭發黑、肌膚柔軟等現象。這是因為分解女性荷爾蒙的肝臟處理能力降低，血液中女性荷爾蒙增加而造成的。而手掌紅斑或蜘蛛網狀血管瘤，同樣的也是因為女性荷爾蒙失去平衡所造成的。

尤其因為喝酒而使得肝功能不良時，男性荷爾蒙的分解度提高，性功能減弱，甚至陷入無法勃起的狀態。

❗酒槽鼻是喜歡喝酒的證明嗎？

喜歡喝酒的人鼻頭泛紅，出現「酒槽鼻」。這也和手掌紅斑或蛛網狀血管瘤同樣的，是因為鼻子前端部分的毛細血管發紅、上浮擴張而造成的。

一般認為鼻子或臉頰泛紅是愛喝酒造成的，但是，愛喝酒不見得就會得肝病，所以，最好接受肝功能檢查。

❗肝硬化持續進行會出現「美杜莎的頭」

肝硬化進行時，以肚臍為中心，其周圍的皮膚和血管會擴張。這時在皮膚上清晰可見靜脈隆起呈放射狀擴散的樣子，就好像希臘神話美杜莎因為觸怒了神而讓其頭髮倒立化為一條條蛇的樣子，因此有「美杜莎的頭」之稱。

肝臟變硬，很難通過肝臟內部的血液進入其他靜脈再回到心臟，就會形成這種現象。亦即是血液無法通過肝臟內，尋求其他管道，因此，造成這種結果。

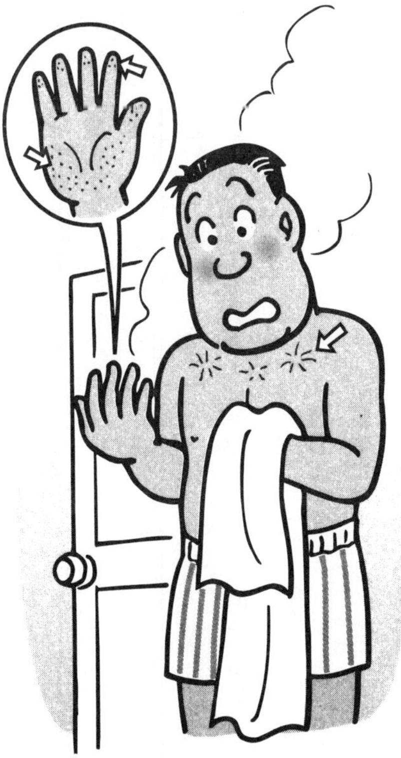

紅色斑點出現在手掌或蛛網狀的線條出現在胸部上方。

由檢查數值發現的警告信號 1

GOT／GPT

健康檢查中大家所熟悉的GOT（AST）和GPT（ALT），是調查肝細胞到底受損到何種程度的基本檢查。不光是調查數值的高低，也要調查兩者的平衡情形。

◎由兩者的數值與平衡來推測疾病

GOT（谷氨酸草酰醋酸轉氨酶）和GPT（谷氨酸丙酮酸轉氨酶）是表示肝臟障礙度的指標，也是健康檢查時肝功能檢查的基本項目。最近國際上則使用AST（GOT）和ALT（GPT）的方式來表示。兩者都是能夠在肝細胞中幫助氨基酸合成的酵素。肝細胞壞死、變質時，其在血液就會增加。其量與障礙的程度有關，因此，抽血調查就可以估計肝細胞的受損程度。

GPT幾乎是肝臟特有的物質。GPT較高時，首先要懷疑肝臟可能異常。另一方面，GOT大多存在於肝臟，但是，在心臟、肌肉、紅血球中含量也很多。因此，GOT不光是與肝病有關，出現心肌梗塞或肌肉萎縮等肌肉疾病時，血中的GOT也會增加。

調查肝功能時，要一併檢查GOT和GPT，一邊比較，一邊估計疾病。

◎急性時GPT值較高，慢性時GOT值較高

GOT和GPT在血液中的正常值為五～三十單位左右，健康人的GOT比GPT稍高一點。肝臟出現毛病，肝細胞受損時，兩者在血中的數值都會增加。不光是數值，觀察兩者的平衡也很重要。只要看在血液中哪種數值佔優勢，就可以診斷疾病種類到某種程度。急性肝炎時，在黃疸出現之前，通常GPT高於GOT。而

memo

主要肝功能檢查及其標準範圍

檢查項目	標準值
GOT（AST）	14-32 IU/ℓ
GPT（ALT）	8-41 IU/ℓ
ALP	135-310 IU/ℓ
r-GTP	11-78 IU/ℓ（男性）
	11-42 IU/ℓ（女性）
膽紅素	0.5-1.3 mg/dℓ
氨	50μmol/ℓ
白蛋白	4.3-5.2g/dℓ
膽固醇	140-220 mg/dℓ
PT	70-140%
血小板數	15 萬-35 萬/μℓ
ICG 檢查 15 分值	0-10%
αFP	20ng/mℓ以下
PIVKA II	37AU/mℓ以下

資料：『關於肝病－要得到更好的醫療－』日本慶應義塾大學醫院消化器官內科教授石井裕正主編

當肝病慢性化時，GOT和GPT的比例就會改變，GOT比GPT高。如果是肝硬化，則兩者的差異相當顯著。若為肝癌，則GOT為GPT的二·五倍到三倍。

酒精性肝障礙時GOT數值較高

酒精性肝障礙包括脂肪肝、肝纖維症、酒精性肝炎、肝硬化等，這些情況都是GOT的數值較高。肝炎病毒檢查為陰性但愛喝酒的人，如果GOT數值較高，就要懷疑可能是酒精性肝障礙。

劃時代的GOT、GPT的檢查法

從一九五〇年開始進行GOT、GPT的檢查。在此之前，出現黃疸是發現肝臟異常的一個大致標準，因此，沒有出現黃疸的肝炎容易被忽略。關於這一點，只要經由微量的酵素變化就可以推測肝臟異常的GOT、GPT檢查法，堪稱是劃時代的傑作。

由檢查數值發現的警告信號 2

γ－GTP／ALP

因為服用藥物或喝酒而肝臟受損時，γ－GTP或ALP等酵素的數值就會提高。尤其γ－GTP和酒有密切關係，喜歡喝酒的人要注意這個數值。

◎喝酒的人的γ－GTP數值較高

γ－GTP（γ‧谷氨酰轉肽酶）和ALP（鹼性磷酸酯酶），稱為膽道系統酶，當膽汁流動不順暢時，它會在血液中增加。

γ－GTP是與肝臟的解毒作用有關的酵素，尤其和酒有關，長年持續飲酒的人會出現較高的數值。其他的肝功能檢查值都在標準內，只有γ－GTP較高時，就要懷疑可能是酒精造成的肝臟障礙。

飲酒量越多的人，數值越高，尤其得酒精性脂肪肝的機率也會升高。另外，罹患肝硬化時，γ－GTP的數值反而會下降。除了酒以外，也可能因為藥劑性肝障礙而使得數值升高。

除了肝病之外，γ－GTP也會因為膽結石、膽道系統癌、原發性膽汁性肝硬化等膽道系統疾病，或服用抗癲癇劑等而使數值上升。

◎膽汁流動不順暢時，ALP的數值會升高

ALP幾乎存在於人體所有的臟器中，是分解磷酸化合物的酵素。存在於肝臟的ALP會排出到膽汁中，因此，檢查值較高時，表示從肝臟到十二指腸的膽道某處出了毛病。罹患酒精或藥劑而引起的急性肝炎或慢性肝炎時，也會使這個數值增高，但是，只要排除造成原因的酒和藥，就能夠使數值迅速下降。

除了肝病之外，膽結石、膽道疾病，以及肝臟以外所形成的癌細胞轉移到肝臟時，也會使得數值增高。數值非常高時，就表示處於膽汁流通停滯的狀態，經常會伴隨黃疸同時出現。

❗其他酵素的檢查

酵素是在肝臟所進行的，幫助體內物質代謝的蛋白。只要調查這些酵素在血中增加的情況，就可以了解肝臟障礙的程度。調查血中酵素的檢查，一般是指前述的GOT、GPT、 γ－GTP、ALP的檢查。除此之外，在必要時，也會進行LAP（白氨酸氨肽酶）或LDH（乳酸脫氫酶）等酵素的檢查。

● LAP……

當肝臟製造出來的膽汁從肝細胞倒流到血液中停滯時，這種酵素就會增加。和γ－GTP或ALP同樣是膽道系統的酵素，其數值也會因為急性肝病或閉塞性黃疸等而升高。

● LDH……

與GOT、GPT同樣的，是在肝細胞遭到破壞時會流到血液中的酵素。當LDH和GPT都上升時，就要懷疑可能罹患肝病。

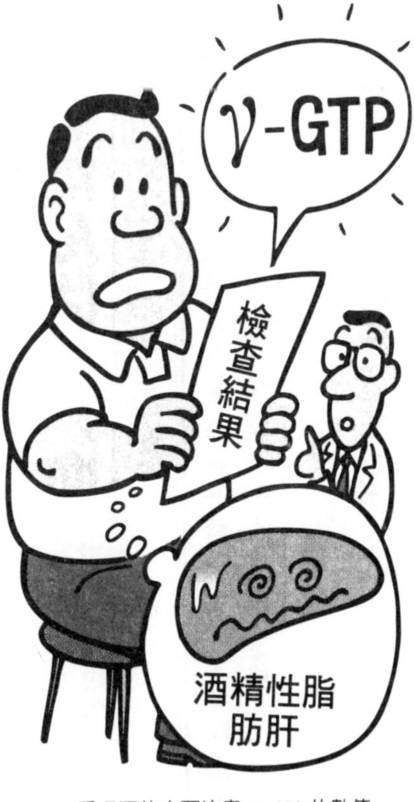

愛喝酒的人要注意γ-GTP的數值

由檢查數值發現的警告信號 3

血清總蛋白／血清白蛋白

食物中所含的蛋白質，在胃和小腸被分解為氨基酸後，會在肝臟用來合成各種蛋白質，然後釋放到血液中。因此，調查血中的蛋白，就可以知道肝功能的情況。

◎總蛋白不論較高或較低，都要懷疑肝功能可能降低

血中所含的蛋白主要是白蛋白和球蛋白二種，其性質完全不同。白蛋白能夠使得血中的蛋白質保持容易溶解的狀態，而球蛋白則使蛋白質保持容易沈澱的狀態。白蛋白與球蛋白兩者都可以在肝臟合成，因此，如果血中所含的總蛋白數值較高或較低，則都要懷疑肝功能可能出現毛病。

◎白蛋白較低時，肝臟有毛病

從白蛋白和球蛋白二種蛋白數值，就可以推測肝臟的狀態。白蛋白是只有肝細

胞可以製造出來的蛋白質，當肝細胞功能不良時，其在血中的量就會減少。而球蛋白則是在肝病惡化時會在血中增加。換言之，肝障礙持續進行時，血中的白蛋白減少而球蛋白增加。

血中蛋白質的變動檢查稱為「A／G比」，也就是調查白蛋白（A）和球蛋白（G）的比率，藉此可以判斷慢性肝炎是否會進行為肝硬化，可以當成肝病嚴重程度的標準。這時，A／G比的判斷標準值為一・五～二・二，如果降低到一・〇左右，則要懷疑肝硬化可能在進行中。

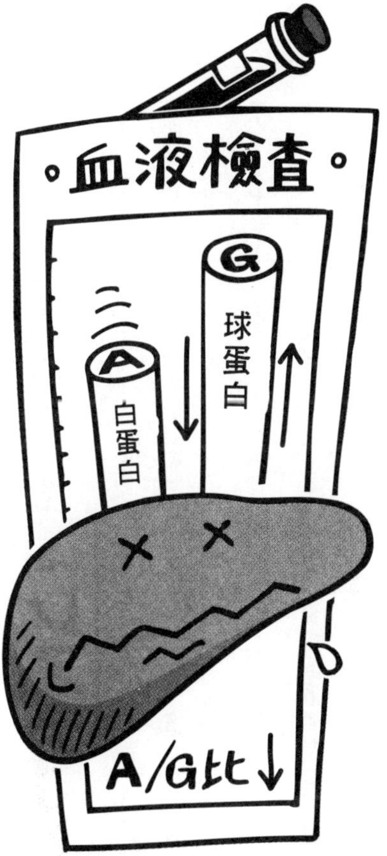

肝臟異常時，血中的白蛋白減少，球蛋白增加

此外，也有利用將蛋白質保持容易沈澱狀態的球蛋白性質來進行ZTT、TTT的檢查法。在調查肝細胞

功能方面，和白蛋白同樣有效的檢查還包括ChE（膽鹼酯酶）等。

血清……………………………………

將血液置於離心分離機中，使血液成分分離沉澱。這時在上方澄清的液體就稱為血清。

ZTT、TTT……………………………………

ZTT（硫酸鋅混濁試驗）和TTT（麝香草酚混濁反應）是在血清中加入蛋白質變性試劑，測定混濁或沈澱狀態的檢查法，也稱為血清膠質反應。

兩者都是當血中球蛋白增加時血清的混濁程度會越強。混濁度越強，則疑似罹患慢性肝炎或肝硬化，要接受進一步的檢查。

ChE（膽鹼酯酶）……………………………………

肝臟製造出來的酵素，釋放到血液中，當其量減少時，就可以懷疑肝臟出了毛病。一般來說，慢性肝病或肝硬化進行時，數值會降低。相反的，如果肥胖或喝酒造成脂肪肝時，則數值會上升，所以，是可以診斷脂肪肝的少數檢查之一。

ChE和血清白蛋白有密切的關係，所以，當白蛋白降低時，ChE就會減少。

由檢查數值發現的警告信號 4

血清膽紅素／膽固醇／ICG

肝臟是具有各種作用的臟器，所以，要注意血中色素的量、膽固醇的濃度、解毒機能、血液凝固成分等，可以使用各種檢查法。

◎診斷黃疸不可或缺的血清膽紅素

膽紅素是藉由紅血球的球蛋白製造出來的黃色色素。通常由肝臟製造成膽汁，送到十二指腸，排泄到糞便中。但是，當肝臟的處理能力降低時，它就會充斥於血液中，形成黃疸。血中濃度為二・〇mg／dℓ以上，就會出現黃疸。高於標準值時，有可能是罹患急性肝炎、慢性肝炎、肝硬化等肝病，以及膽囊炎、膽結石、膽囊癌等。膽紅素會排泄到尿中，所以，藉由尿液檢查就可以調查出來。

◎膽固醇降低時，肝功能也會降低

大家都認為膽固醇是從食物中攝取來的，但事實上，肝臟製造出來的膽固醇反而更多。因此，當肝功能降低時，製造膽固醇的功能也會降低，血中的膽固醇就會減少。

膽固醇值較高時，會引起動脈硬化等生活習慣病，令人擔心，但是太低時，也可能是罹患肝病或甲狀腺機能亢進症等。

◎利用ＩＣＧ色素調查肝臟的解毒作用

ＩＣＧ（靛花青綠）是用來檢查肝功能的綠色色素。將這種色素由靜脈注射到體內十五分鐘後，調查其沒有排泄到體外而在血中的殘留量。如果肝臟功能正常，則在一定的時間內，它會從肝臟製造成膽汁排泄掉，但是，如果肝臟異常，則色素會暫時殘留在血液中。當肝臟的解毒作用或排泄作用降低時，ＩＣＧ的殘留量會增多，藉此可以判斷肝臟的功能。

❗其他的肝功能檢查

●氨

從食物中攝取的蛋白質會生成氨，再由肝臟分解掉。因此，當氨的血中濃度較高時，就可能是肝功能降低了。尤其氨上升時，會引起意識出現障礙的肝性腦症。

●PT（凝血酶原時間）

肝臟會製造血液凝固所需要的蛋白質（凝固因子）。藉著凝血酶原時間，可以調查直到血液凝固為止的時間。罹患猛暴性肝炎或嚴重的肝功能障礙時，血液凝固因子減少，所以會出血。當發炎嚴重、肝功能大幅減低時，PT會出現異常值。

●血小板數

肝硬化進行時，脾臟增大，血中的血小板大多會遭到破壞。此外，血小板的生產力也會降低，所以，血中的血小板會減少。

●尿液檢查

以往是診斷肝病不可或缺的檢查，不過現在幾乎都靠血液檢查來調查肝功能。但是，血中的膽紅素上升時，會排泄到尿中，所以，藉著尿液檢查也可以檢查出來。這時尿的顏色會變成深褐色。此外，出現肝功能障礙時，尿膽素原或酮會排泄到尿中，這些調查都有助於診斷。

由檢查數值發現的警告信號5

肝炎病毒標記

是否感染肝炎病毒，或感染了哪一型的病毒，可以藉著表示病毒存在的指標來加以檢查。

◎肝炎病毒要檢查特有的抗原和抗體

肝炎病毒依類型的不同，病情和治療法也不同，所以，要進行判定病毒種類的檢查。

感染病毒時，血中會出現表示病毒存在的「抗原」。不久之後，生物體就會製造出對抗病毒的「抗體」。抽血調查抗原和抗體，就可以知道有沒有感染。

●A型肝炎病毒（HAV）的檢查

一旦感染A型肝炎病毒，則在HA抗體中，首先會出現稱為IgM型的抗體。發病後三～六月內為陰性（檢查時不會出現反應）化的這個IgM型抗體被檢測出來後，就可以確定是A型肝炎。另一方面，如果檢測出IgG型抗體，就表示過去曾經感染過。A型肝炎不會慢性化，所以，如果檢測出IgG型抗體，也不能確定是否罹患A型肝炎。

memo

肝炎病毒標記

A型肝炎	IgM型抗體陽性	目前感染HAV。
	IgG型抗體陽性	過去感染過HAV。
B型肝炎	HBs抗原陽性	目前感染HBV。
	HBs抗體陽性	過去感染過HBV，不過現在已經形成抗體。
	HBc抗體陽性	抗體價較高時，表示現在感染HBV。
	HBe抗原陽性	血中HBV很多，表示感染力很強。肝炎大多是活動性的。
	HBe抗體陽性	HBV較少，感染力較弱。
	DNA聚合酶	越高則表示HBV的量越多，感染力較強。
C型肝炎	HCV抗體陽性	較低則表示過去感染過HCV，較高表示現在感染HCV。
	HCV-RNA陽性	表示感染HCV，持續存在病毒血症。

●B型肝炎病毒（HBV）的檢查

B型肝炎病毒存在著HBs、HBe、HBc這三種蛋白質抗原，各自形成抗體。B型肝炎病毒，本體DNA（核酸）的合成酶DNA聚合酶也擁有病毒。其中最常被利用到的是HBs抗原。如果是陽性（檢查出現反應），則疑似B型肝炎，但光是這樣並無法確定是B型肝炎，還要調查其他的標記（參照memo）。如果這些病毒標記全都是陰性，則表示從未感染過。如果出現陽性，則可以了解各自的感染狀態。

●C型肝炎病毒（HCV）的檢查

檢查C型肝炎病毒時，如果HCV的抗體檢查為陽性，則表示過去曾經感染過肝炎病毒，或是現在正在感染中。要知道現在是否為感染中，則還要進行HCV－RNA的檢查，這是找出HCV基因的特殊檢查。

❗一旦製造出中和抗體就不會慢性化

對於病毒所具有的蛋白「抗原」，在體內藉著免疫力會製造出「中和抗體」的蛋白。一旦製造出中和抗體，就可以消滅病毒，治癒疾病。

A型可以製造中和抗體，所以不會慢性化。

B型時，一旦在體內形成可以視為中和抗體的HBs抗體時，那麼，原則上應該也能夠治癒。

但是，HBe抗體、HBc抗體都不是中和抗體，所以，體內形成這些抗體時，也無法排出病毒。此外，C型的HCV抗體也不是中和抗體，就算形成抗體，也無法治癒疾病。因此，在急性肝炎過後，B型與C型肝炎容易慢性化。

由檢查數值發現的警告信號 6

腫瘤標記

肝病中最可怕的就是肝癌。

要調查有無癌症，就要測定血中出現的特殊成分（腫瘤標記）。腫瘤標記是早期發現癌症及觀察治療經過的有效檢查。

◎檢查有無癌症的特有物質

癌細胞具有製造出正常細胞很少見的蛋白成分的性質。這些成為癌症特徵的物質稱為「腫瘤標記」。

調查腫瘤標記，必須要檢測血清，有時候甚至必須要檢測腹水等體液。慢性肝炎或肝硬化的人，為了能在早期發現癌症，則必須要測定腫瘤標記。經由腫瘤標記確定是癌症而治癒時，則標記值會下降。如果再上升，就可以知道是癌症復發而造成的。

不光是用來發現癌症，在觀察治療經過時，這也是重要的檢查。

◎調查特殊蛋白的AFP

AFP（甲肽蛋白）是在胎兒的血清中含量很多的一種蛋白，在健康成人的血液中幾乎不會出現。但罹患肝癌時，血中的AFP會出現較高的數值。不過AFP在出現毛病的肝細胞再生時會增加，所以，光靠這項檢查不能診斷是肝癌。此外，當癌細胞從肝臟以外的臟器轉移過來時，CEA（癌胚抗原）會上升。

◎AFP併用PIVKA・Ⅱ檢查

AFP和CEA併用，當成參考的就是稱為PIVKA・Ⅱ的腫瘤標記。PIVKA・Ⅱ是指，肝臟合成凝血酶原這種凝固因子的過程中缺乏維他命K時會產生的異常蛋白，當出現肝細胞癌時，會形成較高的數值。

但是，使用抑制血液凝固藥劑的人，PIVKA・Ⅱ也會增加，所以，只能把它當成發現癌症的綜合檢查項目之一。

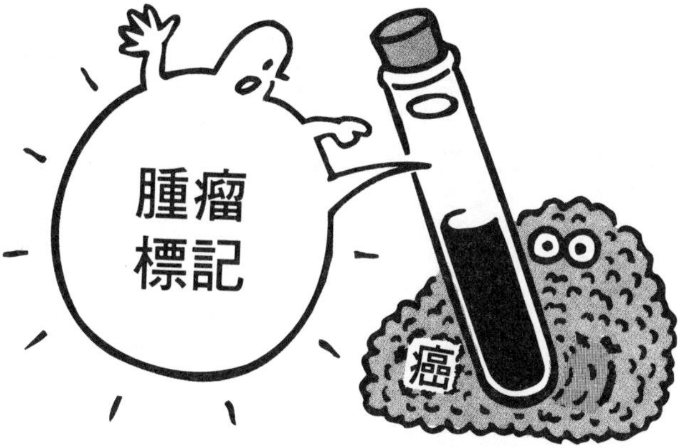

調查癌細胞製造出來的特有蛋白成分（腫瘤標記），
就可以確認癌症的存在

得肝癌時，GOT數值高於GPT數倍

罹患肝炎時，不光是腫瘤標記，連調查肝功能障礙的血液檢查所進行的GOT也會比GPT高出數倍。此外，LDH也會出現較高的數值。

肝癌的腫瘤標記檢查只是用來篩選而已

疑似肝癌時，要進行腫瘤標記檢查及GOT、GPT等血液檢查。但是，光靠這些並不能做出診斷，只能當成篩選疾病的方法。為了早期發現，不光是要做這些檢查，還要一併進行超音波檢查（參照一〇二頁）及CT檢查等畫像診斷以及腫瘤切片檢查。尤其是畫像檢查法非常進步，甚至可以發現直徑1㎝以下的小癌。所以，診斷為慢性肝炎或肝硬化的人，每年一定要定期接受這類檢查二～三次。

由畫像發現的警告信號

超音波／CT／MRI

經由肝功能檢查發現疑似肝病時，就要詳細調查疾病，因此，要進行畫像診斷檢查、腹腔鏡檢查、肝臟切片檢查等。畫像診斷檢查包括超音波檢查、CT、MRI等。

◎可以發現1cm以下的癌腫瘤

肝病診斷中，相當進步的就是畫像檢查。經由畫像檢查可以發現直徑1cm以下的癌腫瘤。並不是任何一種檢查都可以發現所有的癌症，但是，各種檢查都有它的特徵，將一些檢查搭配組合來進行，就更能做出正確的診斷。

◎能夠最快發現癌症的超音波檢查

從體外朝體內發射超音波，反射回來的超音波形成畫像的檢查。以超音波檢查觀察肝臟，有助於診斷肝炎、肝硬化、脂肪肝、肝囊腫、肝腫瘤等。對患者而言，不會痛苦，是目前發現肝癌最快速、最簡便的檢查法。

◎以環切狀態觀察肝臟狀態的CT（電腦斷層掃描）檢查

CT是X光攝影和電腦組合而成的畫像檢查。將肝臟內部環切，形成橫切面，而且在檢查中會注射造影劑，所以可以更為詳細的診斷肝臟腫瘤是良性還是惡性。

◎由各種角度得到畫像的MRI（核磁共振畫像）

由體外給予強烈磁氣，可以從縱、橫、斜等各種方向得到斷層畫像。因為利用磁氣，所以幾乎沒有副作用。

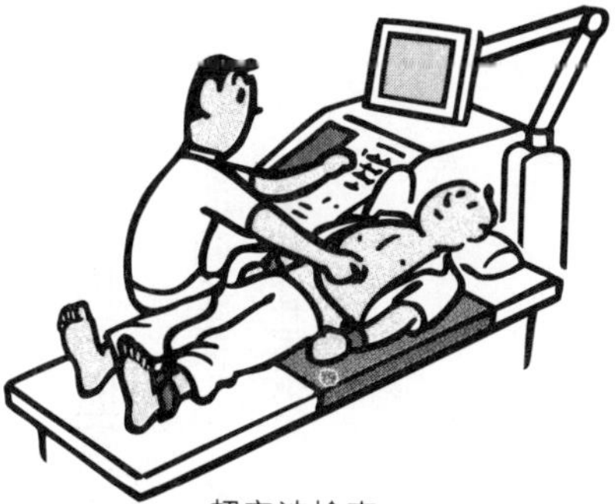

超音波檢查

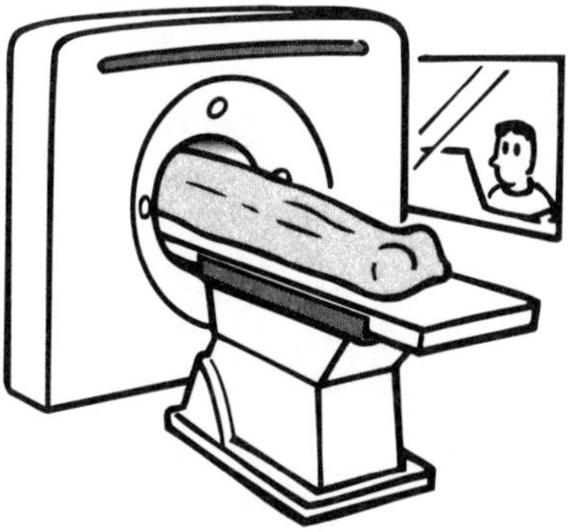

CT檢查

◎調查血管狀態，掌握微小變化的血管造影檢查

將細管（導管）從大腿根部的動脈插入，將造影劑注入肝臟血管，進行X光檢查。利用這項檢查，可以調查肝臟及其周邊血管的狀態。主要是用來診斷或治療肝癌。

❗劃時代的CT也上市了

最近出現動態CT或螺旋CT等新型的CT也上市了。這些CT可以讓攝影部位移動，連續拍攝畫像，得到更詳細的資料。此外，也可以正確掌握肝動脈和門脈的病變。

❗進行直接觀察肝臟的腹腔鏡檢查

在腹部鑽個小洞，插入內視鏡（腹腔鏡），仔細觀察肝臟，這種檢查稱為腹腔鏡檢查。藉著電視監控畫面可以看到內部情形，也可以拍照。可以直接看到肝臟表面以及周邊臟器的情況，正確的掌握疾病的進行度，對於疾病的確定診斷而言，是非常重要的檢查。最近因為發展出畫像診斷，因此，用畫像診斷檢查來代替這種檢查。

COLUMN

採取組織的肝臟切片檢查是最後的診斷

做血液檢查或畫像診斷檢查而發現病變時，為了詳細調查組織，必須要進行確定診斷。這時就要進行肝臟切片檢查。

肝臟切片檢查是直接由體外將針刺入肝臟，採取組織，然後再用顯微鏡詳細檢查。利用這種檢查確定小型癌，或判斷腫瘤為惡性或良性，藉此可以得到重要的資料。

此外，如果是病毒性肝炎，則藉此也可以知道發炎的程度，是診斷病情經過的重點。同時對於預測治療效果而言，也具有重大作用。

採取組織時，是以一邊看超音波的畫像一邊刺針（穿刺）的方法來進行檢查。現在超音波畫像非常發達，穿刺能夠準確安全的進行。

此外，在進行將內視鏡插入腹部的腹腔鏡檢查時，也可以利用纖維鏡觀察，同時操作專用針，採取病變部的組織。

血管造影以外的畫像診斷檢查，不需要住院，門診就可以檢查。但是，肝臟切片檢查通常需要住院幾天。

現在超音波檢查等畫像檢查十分發達，很多症例不必進行肝臟切片檢查，就可以明確的調查出肝臟的狀態，對患者而言負擔較少。因此，與以前相比，現在很少進行肝臟切片檢查。肝臟切片檢查的確是最後的診斷方法。

第4章

讓肝臟恢復元氣的飲食生活

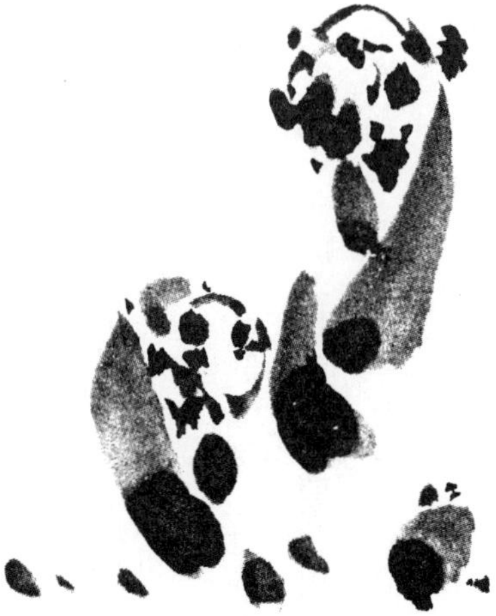

規律正常的三餐是體貼肝臟的基本習慣

保護肝臟的飲食生活，其基本就是「每天要規律正常的吃三餐」。早餐不吃、一天只吃二餐，或是一次大吃大喝，都會對肝臟造成極大的負擔。

◎不吃早餐會使肝臟缺乏熱量

用餐時間總是不規律，或是吃得很快的用餐方式，對肝臟不好。其中特別要避免的就是不吃早餐。

工作到很晚才回家的人，認為早上能夠多睡五分鐘比吃早餐更重要。但是，早餐是一天熱量的來源，是不可或缺的。不吃早餐，則上午的熱量就必須要利用貯藏在肝臟的肝糖。但是，肝臟本身將肝糖當成活動的熱量，所以，不吃早餐會讓肝臟承受熱量不足的負擔。

早餐最好選擇容易成為熱量的飯或麵包等碳水化合物。此外，午餐吃外食、少吃蔬菜的人，早餐一定要多攝取蔬菜。

午餐吃外食時，盡量不要點單品，可以選擇味噌湯搭配煮蔬菜的套餐，或選擇

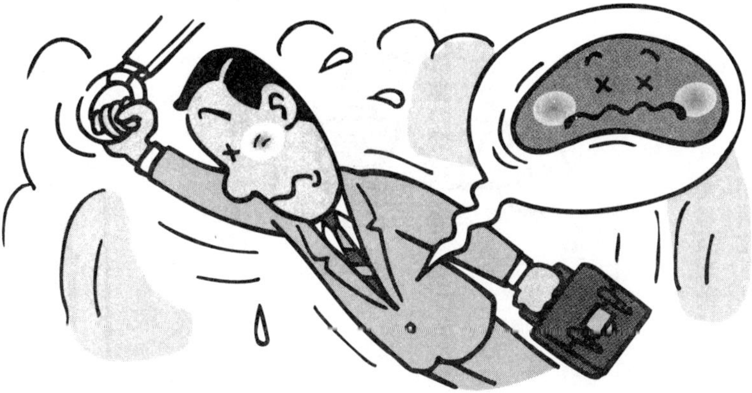

不吃早餐，則上午的熱量就得由肝臟來負責

加入很多蔬菜或肉等菜碼的麵類。

◎晚餐要注意不可攝取過多的熱量，睡前三小時不要進食

晚餐攝取過多的熱量，會造成不良的影響。很多人為了慰勞自己一天的疲勞，晚餐吃得很多，或是邊喝酒邊吃晚餐——這樣當然會導致熱量增加。

但是，吃完東西後就快要睡覺了，所以，不可以攝取過多的熱量。就寢前三小時，就要吃完容易消化的食物。

保護肝臟的用餐方式

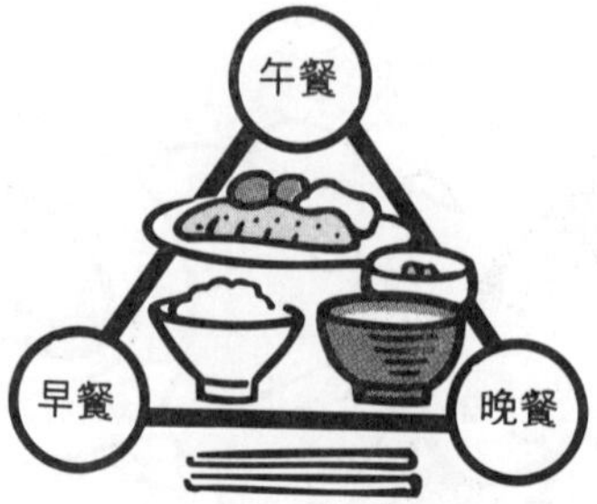

①早餐、午餐、晚餐要規律正常

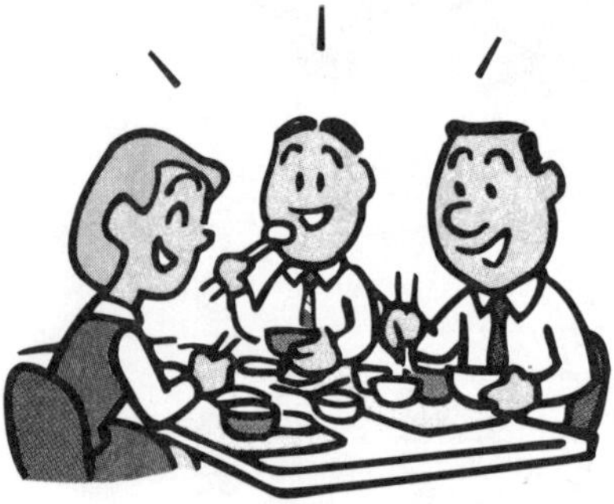

③在快樂的氣氛中用餐

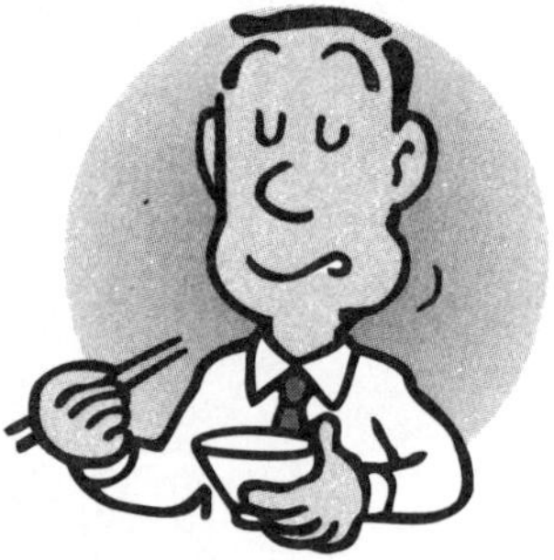

②細嚼慢嚥

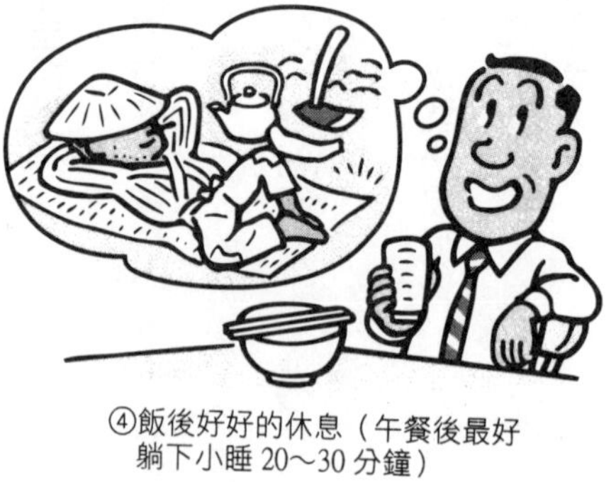

④飯後好好的休息（午餐後最好躺下小睡 20～30 分鐘）

晚上吃太多會成為讓肝臟無法休息的不良習慣

晚上吃得過多，因而睡眠中胃要持續進行消化活動，結果會影響睡眠品質，容易成為肥胖或脂肪肝的原因。但是，如果是慢性肝障礙，則一定要攝取容易消化的醣類。

◎在未消化狀態下會睡得較淺

肝臟掌管身體的營養調節，因此，不規律的飲食是肝臟的大敵。關於「每天都吃消夜有沒有問題」這一點，最近的想法已經改變了。

以往認為就寢前不要吃東西，因為在食物未消化時入睡，則睡覺時會增加胃和肝臟的負擔，因此，要避免吃消夜。但是，慢性肝病的人，因為肝臟的肝糖貯存較少，從夜晚到清晨血糖會降低，所以，消夜最好選擇容易消化的糖分（含有砂糖的牛奶）再配上一片土司麵包。

◎消夜會造成熱量攝取過剩，成為脂肪肝或肥胖的原因

深夜覺得肚子餓時，有人喜歡吃零食或方便的速食品。但是，這些含有添加物且使用油的食品，對肝臟而言並不是好的食品。

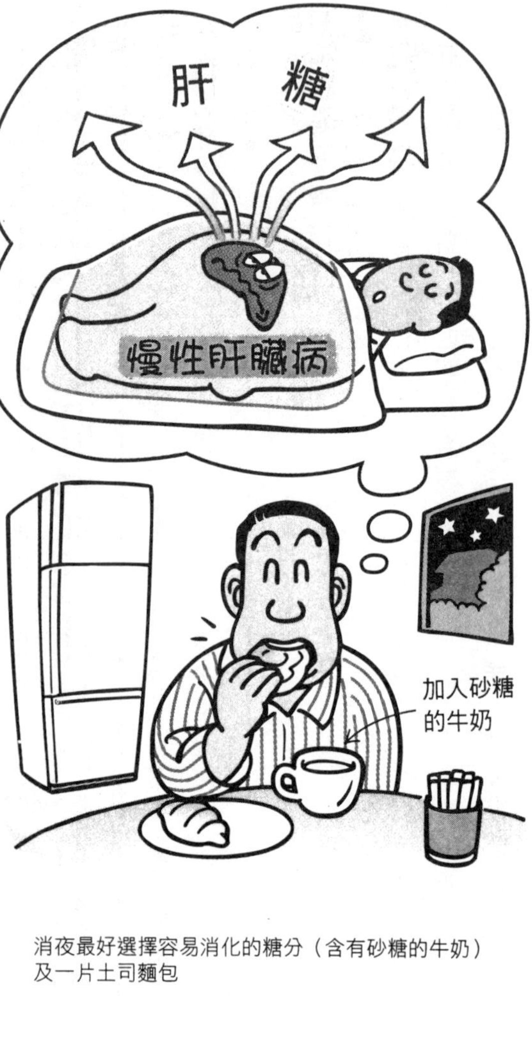

消夜最好選擇容易消化的糖分（含有砂糖的牛奶）
及一片土司麵包

這些方便的食物，容易讓人吃得過多。因此，選擇消夜時，要注意不要因為熱量過多而造成肥胖或脂肪肝。

❗習慣吃消夜的人必須注意事項

①停止熬夜的生活

太晚睡覺，當然會肚子餓，應該下定決心改掉熬夜型的生活，換成早起型的生活，這樣才能徹底戒除吃消夜的習慣。

②不要太早吃晚餐

太早吃晚餐，則睡前會覺得肚子餓。當然，太晚吃晚餐也會增加肝臟的負擔。為了避免就寢前肚子餓，則必須在晚餐時間和吃法上下點工夫。

③晚餐要多花點時間細嚼慢嚥

晚餐要一邊輕鬆的享受，一邊細嚼慢嚥，這樣才可以得到非常棒的飽足感，而且睡前也不會覺得餓。

④戒除飲酒後填飽肚子的習慣

有的人在喝完酒之後會吃泡麵或飯來避免惡醉。但是，飲酒量較多時，會使得熱量攝取過剩，增加胃和肝臟的負擔。

重點為高蛋白、高維他命食品

要修復遭到破壞的肝臟、恢復肝功能的飲食重點，就是「高蛋白．高維他命」。但是，熱量過剩會成為肥胖或脂肪肝的原因，所以熱量的攝取要適當。

◎肝細胞的再生、代謝作用及調整免疫不可或缺的高蛋白食

肝病會使肝細胞反覆遭到破壞，因此，一定要補充修復材料。也許這並不是什麼嚴重的問題，但如果「肝功能令人擔心」，那麼，就要參照以下的內容來用餐。

肝細胞構造的主要成分是蛋白質，在肝細胞內，各種代謝作用的中心是二百多種的酵素群以及與病毒作戰的免疫物質，而這些物質都是由蛋白質所構成的。

缺乏蛋白質，會使得肝細胞無法再生，代謝作用、調整免疫作用也會停滯而無法進行。因此，要多攝取高蛋白食來補充材料。但是，攝取過多的蛋白質，會導致熱量攝取過多，必須注意。

經由食物攝取的蛋白質，在小腸分解為氨基酸，經由門脈進入肝臟，必要時，會重新製造成身體可以利用的蛋白質。因此，如果食用氨基酸的構成與人體非常類

似的食品，那麼，利用效率就更高了。

◎因為肝障礙而導致維他命貯藏遭到破壞時，要攝取高維他命食

肝臟會進行各種維他命的活化、合成和貯藏作用。肝臟一旦出現毛病，肝細胞就會遭到破壞，而維他命貯藏庫也會被破壞，因此，會出現維他命不足的情形，尤其容易缺乏維他命A、C、E。

memo

主要的優質蛋白質來源

食品名	100g 的蛋白質含量(g)
蛋	12.3
魚(竹筴魚)	20.7
魚(嘉鱲)	20.6（天然）
雞肉(雞胸肉)	24.6
牛奶	3.3
大豆(煮豆)	16
納豆	16.5
豆腐(傳統豆腐)	6.6

（資料：科學技術廳資源調查會編『五訂日本食品標準成分表』）

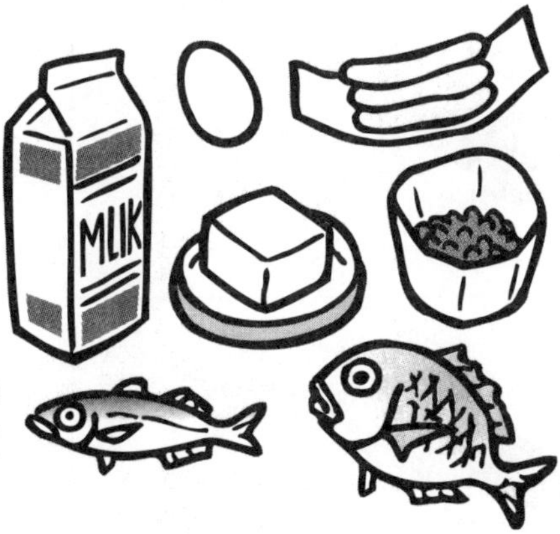

維他命類是使肝臟的營養素代謝順暢的必要營養素，為了加以補充，一定要多攝取高維他命食。

❗維他命A、C、E較多的食品

★維他命A

肝臟（豬肝、牛肝、雞肝）、鰻魚、蛋黃、深色蔬菜（胡蘿蔔、南瓜、韭菜等）

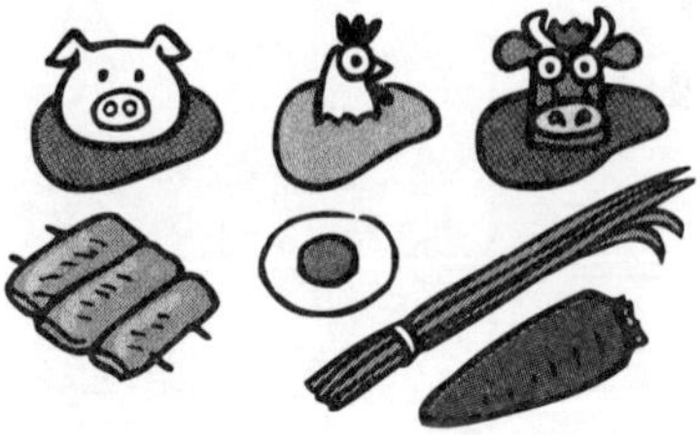

★維他命C

深色蔬菜（荷蘭芹、花椰菜、青椒、高麗菜芯等）、淡色蔬菜（高麗菜、白菜等）、水果（草莓、檸檬等）、綠茶

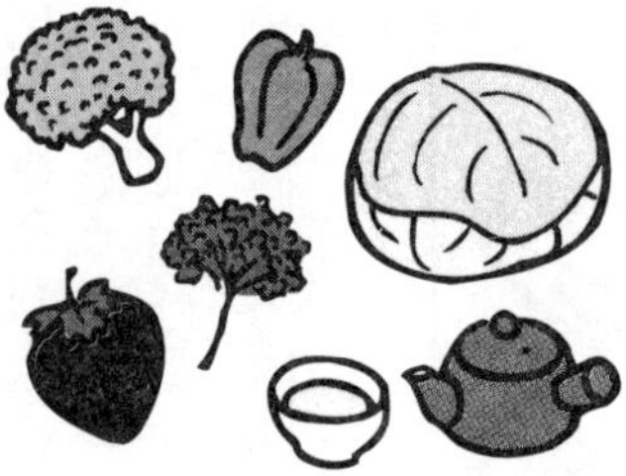

★維他命E

大豆油、芝麻油、大豆、穀物、種子類（杏仁、花生等）、深色蔬菜

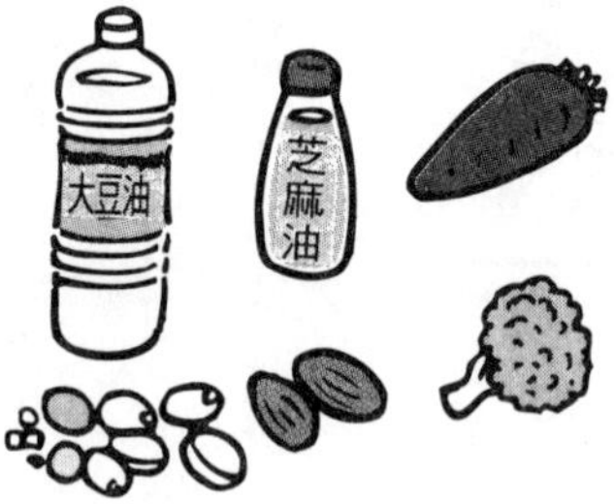

肉類是優質的蛋白質來源，但問題在於脂肪

肉類很容易調理，而且是極佳的蛋白質來源。但是，與同樣為蛋白質來源的魚相比，脂肪較多。為了體貼肝臟，應該要花點工夫減少脂肪。

◎肉類中含有較多的飽和脂肪酸，在利用時要控制使用量

優質蛋白質包括雞肉、豬肉、牛肉。例如，雞胸肉一〇〇g中含有二四・六g的蛋白質，沒有肥肉的豬脊背肉一〇〇g中含有二二・七g的蛋白質，沒有肥肉的沙朗牛肉一〇〇g中含有十八・四g的蛋白質。

豬肉和牛肉雖然沒有肥肉，可是卻含有較多的脂肪，這也是事實。為了治療肝臟，就要控制脂質的攝取量。光是注意到蛋白質還不夠，也要注意肉類中含量較多的飽和脂肪酸會對肝臟造成負擔，所以，要稍微控制肉類的攝取量。

◎利用沙拉和湯控制肉類的攝取量，調理法則以煮的方法較為理想

為了防止攝取過多的肉類或熱量，則要在菜單和調理法上下工夫。例如，要控

制肉類的攝取量時，可以和蔬菜一起做成湯或沙拉來吃。調理法方面，則要避免用油炸或炒，和蔬菜一起煮，較能降低熱量，去除脂肪成分。

❗同樣的肉依部位的不同，脂質量也有很大的差距

牛肉各部位的脂質量（乳用肥育牛肉、生肉可食部 100g 中・g）			
部位	帶有肥肉	沒有皮下脂肪	瘦肉
牛肩肉	19.6	14.9	6.1
牛小排	37.1	33.4	17.8
沙朗牛排	27.9	20.2	9.1
牛五花肉	42.6	—	—
牛里肌肉	—	—	9.8

（資料：科學技術廳資源調查會編『五訂日本食品標準成分表』）

豬肉各部位的脂質量（大型種肉、生肉可食部 100g 中・g）			
部位	帶有肥肉	沒有皮下脂肪	瘦肉
豬肩肉	14.6	9.3	3.8
豬脊背肉	19.2	11.9	5.6
硬五花肉	34.6	—	—
里肌肉	—	—	1.9

（資料：科學技術廳資源調查會編『五訂日本食品標準成分表』）

防止肉的熱量過多的工夫

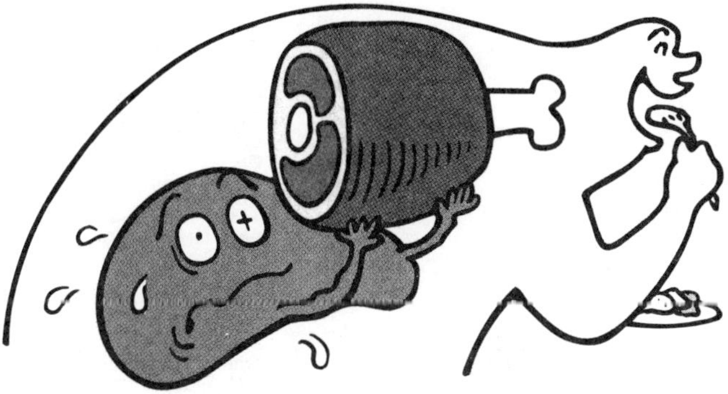

當成蛋白質來源的肉要注意到脂肪的問題

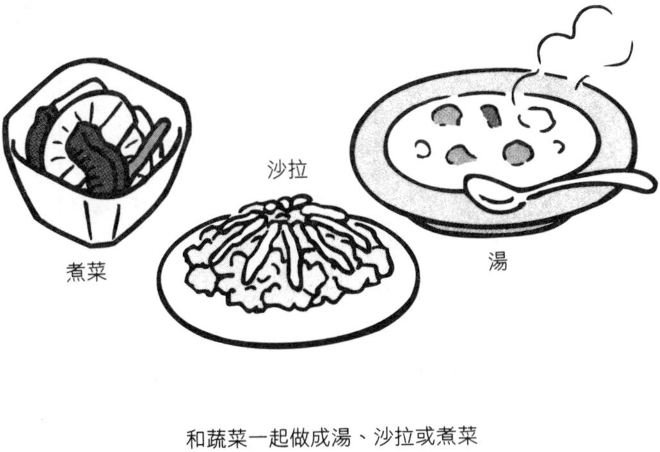

和蔬菜一起做成湯、沙拉或煮菜

健康、美味又能去除脂肪

不想吃到肉的脂肪時，則可以選擇脂肪較少的部位，或是去除脂肪的部分，採用蒸或烤的方式——有很多能夠去除脂肪的調理法。

◎肉類料理搭配植物性食物可以減少脂肪

肉類料理大多是高熱量、高脂肪之食，肝病患者一定要注意。最好少吃硬五花肉、脊背肉，而選擇里肌肉、腿肉。絞肉等市售品脂肪較多，應該購買瘦肉，請店家為你絞肉，或是買回家後自己用攪拌器絞肉。如果是雞肉，則先去除皮和黃色脂肪後再使用。

像咖哩等，減少肉類，加入水煮大豆，做成豆子咖哩，則量就更多了。而像漢堡或烤肉糕等，則只要使用半量的肉，其他的量則加入豆腐或豆腐渣等，最好花點工夫來減少肉的使用量。

看起來具有量感，吃起來具有口感，而且也能夠充分攝取到蛋白質。

低熱量油炸菜的做法例

油炸菜包的做法

在蠟紙（或烤紙）的中央擺上魚（雞胸肉亦可），按照包裝要領將菜碼包起來，一端往內摺之後用油炸。

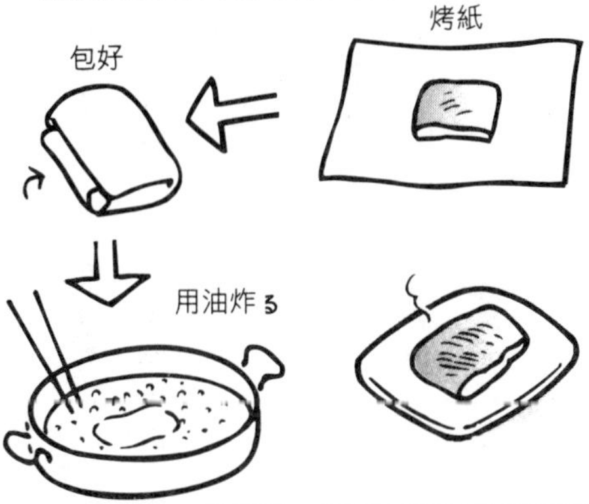

◎利用蒸或烤的方式去除油脂

魚或肉的脂肪部分，可以藉由擺在鐵絲網上烤或蒸的方式去除。此外，調理時減少油的使用量也很重要。

利用鐵氟龍加工的不沾鍋，放入少量的油，就可以煎或炒。

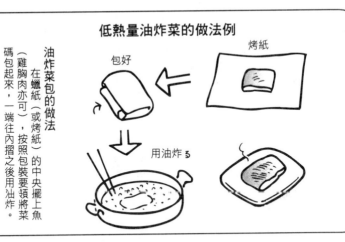

如果是鐵製的煎鍋，則只要鋪上一層烤紙，不需要使用油，就能夠烤出美味的菜。此外，用蠟紙或烤紙包住材料而炸成的油炸菜，油的香氣會移入菜中，增加美味度，而且又不會吃到油。這些都是很好的方法。

只想使用少量的油，那麼，用刷子在肉上塗橄欖油等不易氧化的油，撒上鹽、胡椒再煎，也很好吃。如果想做油炸菜，則用刷子塗抹少量的油，再用烤箱烤，藉此就能夠大幅降低攝取的熱量。這些都是必須要知道的方法。

最近備受矚目的甘油二酯

甘油二酯是一種脂肪酸，目前因為其能夠減少血中的中性脂肪而備受矚目。某家油酯廠商將其商品化，製成食用調理油，而注意到其效用的日本全身檢查學會（理事長奈良昌治先生）將其當成同學會的推薦食品。

奈良理事長說，每天將十公克使用在沙拉醬、油炸菜或炒菜中，具有降低中性脂肪值的效果。

對健康很好的魚類脂肪EPA及DHA

雖然與肉同樣是屬於動物性脂肪，但是，魚的脂肪中卻含有EPA（二十碳五烯酸）和DHA（二十二碳六烯酸）這些對健康很好的脂肪酸。這些脂肪酸能夠減少血中的壞膽固醇（LDL膽固醇）和中性脂肪，而且具有增加好膽固醇（HDL膽固醇）的作用。

EPA和DHA含量特別多的魚類，包括沙丁魚、鯖魚、秋刀魚、竹筴魚等青色魚。在「脂肪增多」的時期像吃生魚片似的生食，就能夠有效的攝取到這些脂肪。

高明攝取會對肝臟造成負擔的油或脂肪的方法

高明的攝取油脂，是體貼肝臟的重點之一。要知道防止攝取過多、能夠少量巧妙利用的秘訣。此外，要避免使用舊的油或食用放置一段時間的油炸食品。

◎配合肝臟的狀態攝取油脂

以前認為肝病應該要攝取高熱量、高蛋白的飲食，不過現在則認為熱量不宜攝取過剩。熱量的主要來源是飯和麵包等的醣類與油脂，要考慮個人的體重、身高、肝臟狀態等來決定適當的熱量。

油脂攝取量最好一天為四十公克（三大匙左右）以內。如果擔心膽固醇或中性脂肪，則可以正常的半量～三分之二的量為標準。

但是，油脂也存在於肉、魚、蛋、牛奶中，所以當成調理油使用時，實際上應該使用一～二大匙（十三～二十六公克）。

一大匙的油相當於一塊炸排骨麵衣中的油量。如果早餐、晚餐不使用油，而以

容易氧化的油和食品

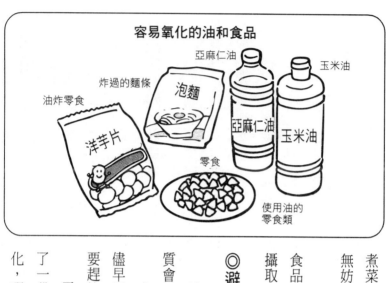

煮菜或蒸的料理為主，那麼，午餐吃油炸食品也無妨。

此外，盡量不要攝取肉類中所含的脂肪。速食品、調理包會大量使用豬油、牛油，最好不要攝取。

◎避免使用舊油或吃零食

油老舊氧化後會形成過氧化脂質。過氧化脂質會成為癌症與老化的原因，對肝臟也有害。

尤其像玉米油、紅花油等容易氧化，應該要儘早用完。油炸菜也容易氧化，因此，剛炸好就要趕快吃完。

零食或炸過的麵開封後就會氧化，如果放置了一段時間，則最好不要吃。魚的脂肪也容易氧化，曬乾的魚也要注意鮮度問題。

脂肪攝取量增加的原因來自肉類攝取量的增加

現在，國人飲食生活最大的變化，就是脂肪攝取量增加。脂肪中增加特別多的，就是左上表中括號內所標示的動物性脂肪，其成長率為四・六倍。

脂肪中尤其是動物性脂肪大幅增加，為了讓大家了解這個事實，請看左下表的長條圖。

成為國人脂肪攝取量增加的原因，就是肉類的攝取量增加。

日本人的脂質攝取量的變化	
年	脂質攝取量（括弧內為動物性脂肪）g
1955	20.3　（6.5）
1965	36.0　（14.3）
1975	55.2　（26.2）
1985	56.9　（27.6）
1995	59.9　（29.8）
1998	57.9　（29.2）

（資料：『1998年國民營養調查』日本厚生勞動省）

日本人從哪些食品攝取脂質呢
（從各食品群攝取脂質的比率）

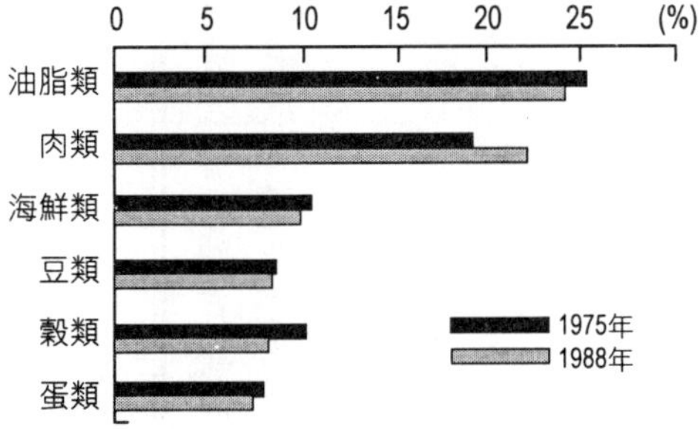

（資料：『1998年國民營養調查』日本厚生勞動省）

飯是優秀的熱量來源

飯或麵包等主食中所含的醣類，能夠成為肝糖貯存在肝臟，是支持肝臟各種作用的熱量來源。和蛋白質食品一併攝取，更能提高其利用度。

◎支持肝臟作用的重要熱量來源

飯或麵包等主食中含有大量的醣類，被吸收到體內之後，一部分成為肝糖貯存於肝臟，在肝臟活動時當成熱量來源利用。

如果肝臟缺乏肝糖，則對於藥物或病毒的抵抗力就會減弱。

此外，在這種狀態下，即使攝取高蛋白質，但因為缺乏醣類，蛋白質成為熱量被消耗掉，因此，治療效果就會減半。蛋白質成為熱量被消耗掉，在代謝過程中會產生氨等有害物質，而為了解毒，又會對肝臟造成額外的負擔。

◎蛋白質和飯一併攝取，更能有效利用

蛋白質含量較多的食品和飯一併攝取，具有增效作用。這是因為蛋白質分解為

氨基酸，在肝臟替換為構成身體的蛋白質時，一部分的氨基酸無法被利用而被排泄出，而飯中含有少量的蛋白質，能夠彌補肉或魚中所不足的氨基酸，攝取到完全的營養。納豆、蛋和飯一起吃，則**蛋白價**高達九十九，幾乎可以完全被體內所利用。

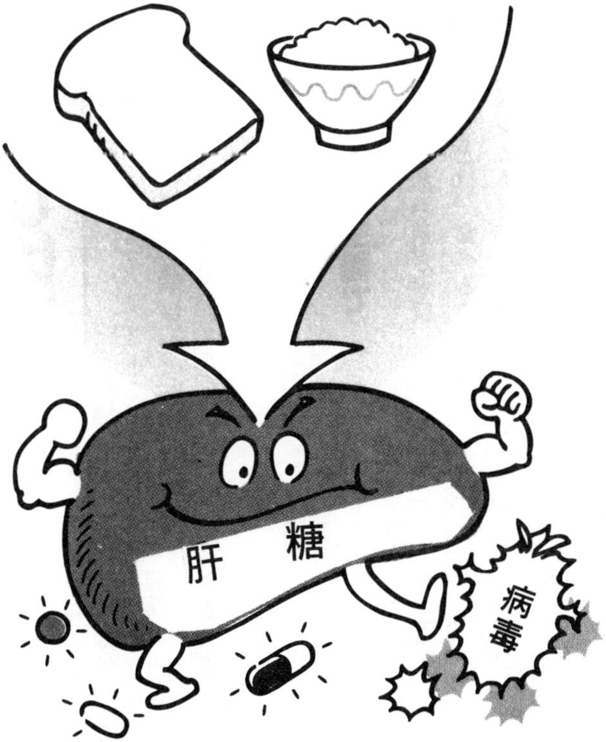

這個醣類能夠當成肝臟的熱量來源加以利用

蛋白價……

蛋白質分解為氨基酸，在肝臟替換為構成身體的蛋白質時，一部分的氨基酸無法被利用而排泄，而這個蛋白質在體內的利用度就稱為「蛋白價」。像雞蛋為一〇〇，蛋白價最高，鰹魚八八、牛奶八五、雞胸肉八四、脊背瘦肉八四、白米八一，數值都很高。

❗要一併攝取營養均衡的胚芽米和糙米

飯類除了醣類和蛋白質之外，也含有食物纖維、鎂、維他命E等，但是，在精製度較低時，這些營養素的含量比較豐富。

也就是說，與其攝取白米，還不如攝取胚芽米或糙米更能夠取得均衡的營養。

尤其食物纖維能夠防止會對肝臟造成負擔的便秘，所以，最好與白米或蔬菜、藷類混合，做成配菜或點心來利用。

可食部 100 g 中的各種營養素的含量

	白米	胚芽米	糙米
熱量 (kcaℓ)	356	354	350
蛋白質 (g)	6.1	6.5	6.8
脂質 (g)	0.9	2.0	2.7
鈣 (mg)	5	7	9
鎂 (mg)	23	51	110
維他命 E (mg)	0.2	1.0	1.3

（資料：科學技術廳資源調查會編『五訂日本食品標　準成分表』）

邊享受嗜好品邊改善

改善飲食生活時，如果認為「一定要這麼做」，則會造成壓力積存。一邊享受嗜好品，一邊多花點時間用餐來進行改善，這樣才能持之以恒。

◎改善飲食生活習慣不求滿分而求七十分

因為暴飲暴食而得脂肪肝的人，原本就喜歡吃東西。在壓力消除法中，「吃」與「喝」佔有極大的比重。接受健康診斷，做血液檢查後，突然被要求限制飲食生活，這反而會成為壓力。

改善飲食生活習慣，不求滿分一百分為完滿，而以七十分為目標，這樣才能夠持之以恒。例如，為了提高肝功能，而強迫自己去接受以往自己所排斥的食物，這樣會使飲食生活變得索然無味。這時，可以減少嗜好品的攝取量，慢慢修正飲食習慣的軌道。

要實行這樣的飲食生活，當然要具備營養素和熱量的相關知識。只要活用這些知識，則仍然能夠稍微享受一下自己喜愛的食物。此外，也可以下點工夫讓對肝臟很好的食物變得更好吃。稍微改善一下，經過幾個月身體機能出現變化以後，對於食物的口味就會自然改變了。

藉著餐桌上快樂的演出緩和負擔感

餐桌上的色彩能夠產生快樂的氣氛，減少「一定要改善飲食生活……」的負擔感。

例如，餐桌上的照明不要選擇日光燈，而可以使用光線柔和的燈炮，藉此就能夠創造祥和的氣氛。另外，如果是冬天，則可採用暖色系的紅、黃、橙色的餐巾或餐墊，而夏天可以選擇寒色系的水藍色、綠色。器皿的色彩搭配也能營造快樂的氣氛。

memo

食慾不振時可以下點工夫

要快樂的享受飲食，就要下點工夫。一旦沒有食慾時，則原本愛吃的食物也會變得不美味。這時就要費點心思了。

●活用酸味與醋漬菜

酸味具有增進食慾的效果。可以活用醋、檸檬、酸橘、柚子等柑橘類或番茄等。醋漬菜或沙拉等都能夠增進食慾。

●先端出少量的一道開胃菜

醋漬魚、醋漬雞肉、煙燻鮭魚添上續隨子以及生菜沙拉等，都可以使用增進食慾的酸味。以吃開胃菜的方式，先少量品嘗。

●在配菜或器皿及色彩上下工夫

一次製做大量端上桌，反而令人倒胃口。最好少量盛盤上桌，並利用一些花草點綴，而搭配季節或食材的器皿也很重要。

令人感覺温暖的紅色、黃色或橘色食物，看起來美味可口，可將番茄、乳酪、胡蘿蔔、煮蛋等做成一盤沙拉端上桌，不僅色彩鮮豔，而且美味可口。

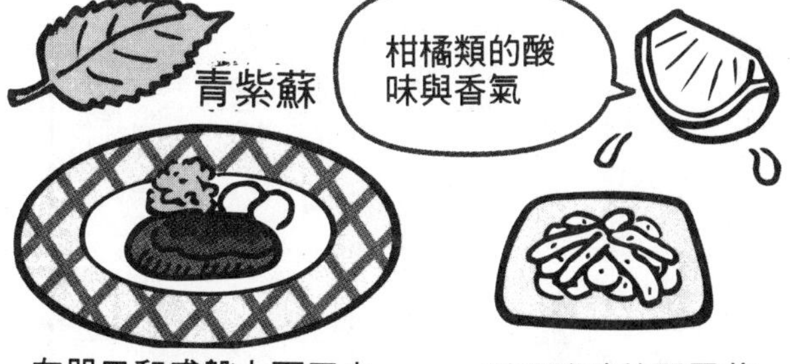

在器皿和盛盤上下工夫　　利用酸味的開胃菜

●重視香氣

檸檬、青紫蘇、秦椒芽、花椒粉、柚子等的香氣，能夠增進食慾。在味噌湯中加入少量的花椒粉，或用青紫蘇捲魚炸來吃，都是美味料理。

●重視口感

活用素材具有的爽脆口感，或熱的食物趁熱吃、冷的食物冰涼後再吃，只要下點工夫，就能享受美食。

預防脂肪肝的重點是吃八分飽與均衡的營養

飲食過量而引起的脂肪肝，以中年男性較多見。飯、麵包、麵類或甜食等醣類食品攝取太多都不好。高蛋白、低熱量、吃八分飽才是好的飲食法。

◎因為飲食過度而罹患脂肪肝的中年人增加

飲食生活的習慣，大約在二十歲以前就確立了。在這段期間內已經養成習慣的食量，很難隨著年齡的變化而改變。結果，在進入身體的活動力降低的中年以後，就容易因為熱量過剩而發胖，同時也容易得脂肪肝。

很多人認為脂肪肝的第一原因，在於攝取太多的脂肪食品，但事實上，飯、麵包、麵類、砂糖等醣類食品才是元兇。這類食品攝取過剩時，在肝臟代謝後就會變成中性脂肪。

平常在不知不覺中飲食過量的人，要重新評估自己的飲食生活，甜食、點心及果汁類是否攝取太多？飯只能吃一小碗，最好以茶代替果汁。

◎飲食要組合各種食品才能取得均衡的營養

以前認為「高蛋白、高熱量」的食物是肝病的最佳食物療法。但是，同樣是肝病，卻依原因、進行度的不同，而必須補給或控制的營養素也各有不同。現在則認為攝取均衡的營養才是最重要的。

進入中年後避免飲食過量

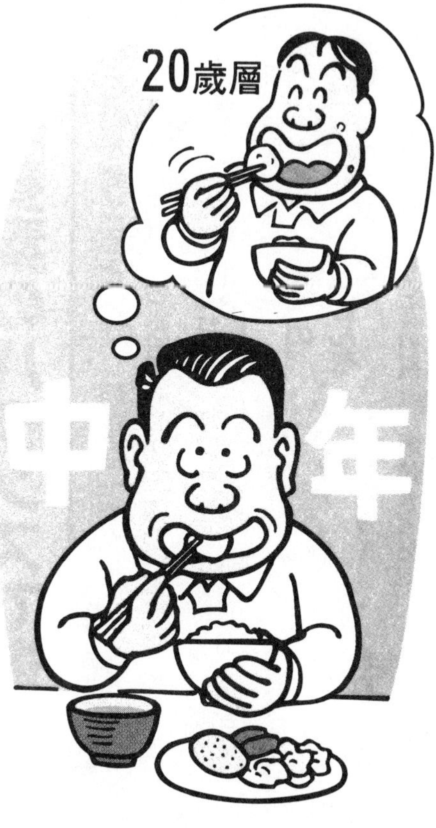

避免攝取太多的脂肪與醣類食品

理想的飲食法，一次攝取多種類的食品。

要適度攝取對修復肝臟有幫助的優質蛋白質，以及容易缺乏的維他命類，同時，脂肪要以植物油為主，適度攝取。

❗從六大食品群中組合各種的食品

六大食品群是指，為了取得均衡的營養，每天必須要攝取的營養素及含有這種營養素的食品，總計分類為六群。

★第一群　蛋白質

魚、蛋、雞肉、豬肉、牛肉、大豆、大豆加工品（豆腐、納豆等）

★第二群　鈣質來源

牛乳、乳製品（乳酪、優酪乳）、骨頭，可連殼一起食用的小魚、蝦、海藻類

★第三群　深色蔬菜（維他命A、C、食物纖維）

胡蘿蔔、花椰菜、南瓜、蘆筍、菠菜等

★第四群　蔬菜（菇類）、水果（維他命C）

白蘿蔔、高麗菜、香菇、玉蕈等

★第五群　穀類、藷類（砂糖）等醣類來源

飯、麵包、麵類、芋頭、玉米、砂糖

★第六群　脂質來源

油脂（奶油、乳瑪琳、橄欖油等）、種子（花生等）、培根等

外食菜單以營養均衡為優先考量

考慮到肝臟問題，最好親手做菜。不得已外食時，則以魚或豆腐為主食的日式料理比以肉為主食的西式料理更為理想。此外，附有小碟配菜的套餐更好。

◎套餐比單品更為理想。麵類則要追加蔬菜

對於肝病患者而言，攝取營養均衡的飲食非常重要。最好連午餐也要親手製做營養均衡的便當。

不得已在外用餐時，要避免選擇麵類、蓋飯、咖哩飯等單品，而要選擇附味噌湯、小菜、沙拉、配菜、飯等營養均衡的套餐。

同樣是麵，不要選擇拉麵，最好選擇什錦麵、鍋燒烏龍麵等多樣菜碼的食品。在外用餐時，不容易攝取到足夠的蔬菜，因此，要追加沙拉或燙青菜、炒菜等。

為了配合多數人的味覺，所以外食的口味較重，結果容易在不知不覺中吃太多的飯，而且也有鹽分攝取過多的問題。如果再淋上醬汁或醬油，那就更容易導致鹽

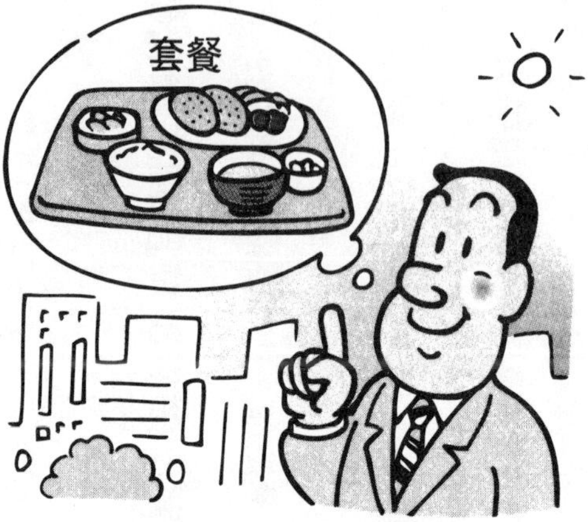

在外用餐不要選擇單品而要選擇套餐

分攝取過量了。

不要喝光麵湯或味噌湯等高湯。

另外，醃漬菜的鹽分也較多，是肝病患者的禁忌。

◎生意興隆的店油炸食品較安全

此外，油炸食品也要注意。有些店會使用回鍋油，這種油已經氧化，對肝臟有害。如果想吃油炸食品，則最好選擇經常更換新油的專賣店。

油炸食品的熱量較高，最好捨棄麵衣不吃，並稍微留下一些飯。像漢堡等使用絞肉的食品或香腸等，脂肪較多，最好不要點或少吃一些。

❗午餐菜單追加一道菜，即可提升營養的均衡

★蕎麥麵、烏龍麵或蓋飯派……要多點一碟小菜

例：利用牛蒡可多攝取一〇〇g的蔬菜。

★壽司派……追加燙青菜或加入多種菜碼的湯

例：利用燙菠菜可多攝取七五g的深色蔬菜。

★西餐派……除配菜的蔬菜之外，要多點一盤沙拉

例：利用番茄沙拉可多攝取一〇〇g的深色蔬菜，其他的蔬菜增加二十g。

★義大利料理派……追加海鮮沙拉

例：利用番茄、綠蘆筍、洋蔥、萵苣可多攝取五十g的深色蔬菜，其他的蔬菜增加五十g。

不要利用便利商店的便當，最好搭配握壽司

以單品的方式購買各種便當，會以油炸食品或肉類為主。而搭配組合握壽司、煮物、涼拌等單品，較能取得均衡的營養。

◎油炸食品不可攝取太多，添加物、加工食品也要注意

近年來便利商店增加了許多，而買了便當在公司或公園裡食用的人口，也有增加的趨勢。

這樣就不必到擁擠的飲食店快速的結束午餐，而能夠慢慢的享用食物。當然，菜單的選擇及組合方式，將會使得營養的均衡出現很大的差異，一定要注意。

乍看便當的內容，感覺配菜豐富，令人垂涎欲滴，但是，在選擇時要注意以下幾點。

●油炸食品不要太多

便當內容經常以油炸食品為主。像炸蝦或炸雞等的組合，最好不要經常攝取。

●是否增添加工食品

煉製品和香腸等加工食品，含有大量的鹽分和脂肪，宜避免。

●口味重的醬菜、煮豆

也要檢查醬菜的鹽分，以及煮豆的醬油和食鹽。如果口味太重，則最好剩下來不吃。

●食品添加物

有些便當會標明材料中含有各種添加物，要仔細確認。

考慮到這個問題，則與其吃便當，不如以握壽司為主食，並追加一道菜，或搭配果菜汁、牛奶、優格等。這種組合方式，較容易吃到健康的午餐。

❗一口咀嚼三十次，可以促進消化

充分咀嚼食物能夠促進消化，而且只要吃少量，就能夠得到滿腹感，防止肥胖。因此，要以一口咀嚼三十次為目標，細嚼慢嚥。

如何與健康食品搭配

市面上充斥各種健康食品。其中有不少都標榜能保護肝臟。那麼，要抱持什麼樣的態度來利用這些健康食品呢？

◎不要立刻追求時下流行的東西

對於民俗療法或補充、替代醫療等的關心度，不僅僅是國人，歐美人也相當重視。不過，目前很難用科學的方式一一檢證其有用性。

當然，醫師也不會建議患者這麼做，可是周遭的人卻會積極的推薦，而自己也躍躍欲試。在此希望你不要急於嘗試時下流行的方法，要觀察一段時間。有效果的東西才能保存下來，而效果不佳的東西，很快的就會從市場上消失。

◎要先告訴主治醫師再利用，無效的話就要馬上中止

攝取健康食品後，由肝臟負責代謝。所以，將成分或效果不明的東西給予功能降低的肝臟，則未必是件好事。使用後，如果能夠改善GOT、GPT值，那就表

示有益。畢竟還是有好的醫藥物品存在。

因此，最好先告訴主治醫師，然後再使用這些健康食品。經由檢查等觀察經過之後，覺得無效時，就要立刻中止使用。

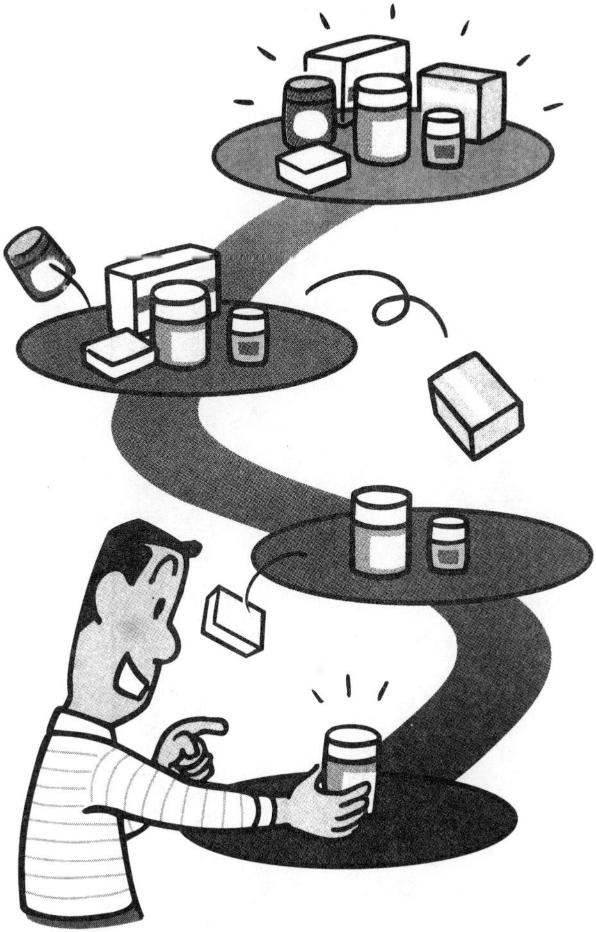

想要利用健康食品時，先觀察一陣子再選擇商品

❗選擇標示有維他命劑等效用的健康食品

厚生勞動省從二〇〇一年春天開始，將含有一定量維他命或礦物質等的錠劑或膠囊狀健康食品，重新給予「營養機能食品」的標示，喚起民眾注意，避免攝取過剩。

例如，「鈣是骨骼和牙齒生成所需要的營養素」等，標示營養素的機能。有這類標示的健康食品比較可靠。標示對象包括維他命A、D、E、B_1、B_2、B_6、B_{12}、C、葉酸、生物素、鐵等的營養成分。

以往所謂的健康食品，是指未取得厚生勞動省許可的一般食品（未標示健康上的效果，只標示成分），而日本厚生勞動省所許可的，稱為「特定保健用食品」（標示效果，同時有義務要提醒使用者注意）。這個「特定保健用食品」和新的「營養機能食品」合起來就稱為「保健用機能食品」。而其他的一般食品，則依照以往的方式，只標示成分。

少喝酒或咖啡飲料

考慮到肝功能，原則上最好少喝酒。如果醫師許可，則要遵守原則，採用不會對肝臟造成負擔的喝法。像咖啡等咖啡因飲料，一天以一～二杯為限。

◎盡量「控制」會對肝臟造成負擔的酒

如果醫師提醒你：「要注意肝功能哦！」則最好控制會對肝臟造成負擔的酒。厚生勞動省展開的國民運動「健康日本21」，就是為了健康著想，以清酒換算，提倡一天飲酒量不超過一八〇cc的運動。但是，我認為這個量還是太多了。飲酒的頻率應該是二天一次，或一週設定二天休肝日。

但是，如果經由檢查，GOT、GPT值明顯上升時，則與其少喝酒，還不如戒酒。尤其當GOT、GPT值超過二百時，務必要戒酒。

◎咖啡因飲料一天以一～二杯為限

目前還無法完全了解咖啡因飲料與肝臟的關係，但過度飲用，會使得在肝功能中「維他命貯藏庫」的機能下降。因此，最好一天以一～二杯為限。另外，也可以利用茶等不含咖啡因的飲料。

❗體貼肝臟的飲酒方式

★飲酒前先吃點蘋果、柿子、橘子、牛奶、麵包等，藉此可防止爛醉。
★避免空腹飲酒，最好邊吃東西邊喝酒。不妨先點一些能夠迅速端上桌的毛豆、涼拌豆腐、沙拉等下酒菜裹腹。
★不要互相敬酒。
★配合自己的步調，慢慢飲酒。
★不要喝混合數種類的酒。
★晚上九點之後不要喝酒，一週設定二天休肝日。
★藥和酒不可併用。

❗體貼肝臟的下酒菜

★堅果類（杏仁、檟如果、杏仁果等）。
★烤雞肝串。

★毛豆。
★醋漬菜、涼拌菜（芝麻涼拌菜等）。
★納豆下酒菜。
★涼拌光蓋庫恩菇或光蓋庫恩菇湯。
★馬鈴薯燒肉。
★櫝如果炒雞肉。

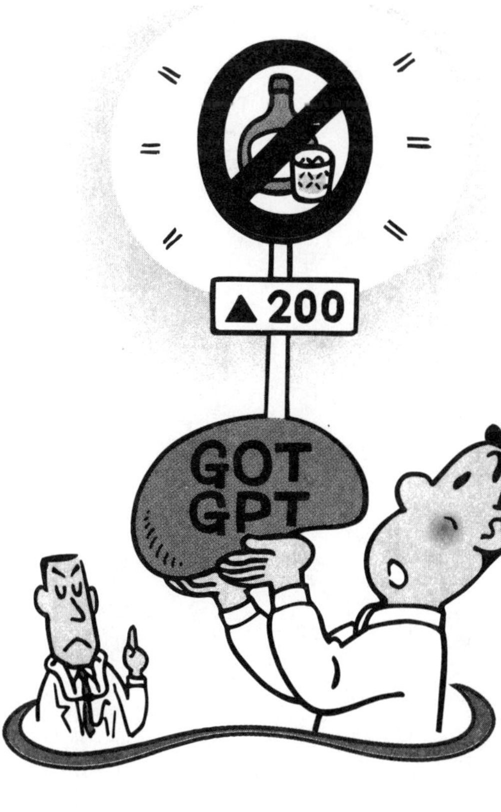

GOT、GPT值上升時務必要戒酒

被菸嗆到的肝臟

菸中含有致癌性的有害物質，吸菸時，肝臟為了分解有害物質，會造成負擔，宜盡量戒煙。

◎邊喝酒邊吸菸會加倍受損

菸中含有尼古丁和煤焦油、苯並芘等化學物質。一旦吸菸，則為了分解這些化學物質，肝臟會承受極大的負擔。尤其GOT、GPT值較高的人，肝臟原本就已經承受了負擔，所以要盡量少抽菸。當然如果能下定決心戒煙，那就更為理想了。

喝酒人士更是喜歡邊喝酒邊吸菸，但是對肝臟而言，邊喝酒邊吸菸，則除了化學物質，還必須要分解酒精，結果負擔更為加重。

◎為了體貼肝臟，最好戒菸

菸具有使血管收縮的作用，除了肝臟之外，也會對心臟造成負擔，要重新評估目前自己的健康情況。這時，不是少抽菸，而是下定決心戒菸。

想要戒菸成功，一定要意志堅定。為了消除因為戒菸而產生的焦躁，可以稍微活動身體，藉著運動轉換心情。此外，也要向周圍的人宣告自己戒菸，捨棄一切吸菸用具，腦海中經常浮現戒菸的念頭，強化動機——花點工夫讓自己持續戒菸。

可以利用以下的方式打消想要抽菸的念頭

①慢慢飲用一些冰水或熱茶

早上起床或工作中想抽菸時，就先喝一杯。

②深呼吸

高舉手臂，吸氣，再慢慢的吐氣。

③活動身體

散步，做體操或做些家事，總之要活動身體。但是要遠離下圍棋、象棋等思考性的娛樂。

④更換場所

為了轉換鬱悶的心情，可以到室外打打電話。

⑤刷牙

多花點時間刷牙，能夠預防蛀牙或牙周病，具有一石二鳥的作用。

⑥轉移念頭

唱歌或聊天等，做些事情轉移念頭。

⑦告訴自己「一分鐘以後再吸菸」

與其努力的想要「一生不吸菸」，不妨告訴自己「只要再忍耐一分鐘即可」，這樣反而更容易達成目標。

⑧遠離會讓你想要吸菸的場所

花二週時間遠離餐廳、遊樂場、酒席或車站等地的吸菸區。

⑨大量攝取蔬菜

吃顆糖或嚼口香糖，都可能會導致熱量攝取過多，不要吃零食，口味要清淡些，多攝取一些煮菜。

菸中所含的有害成分
（濾嘴菸 1 根份的例子）

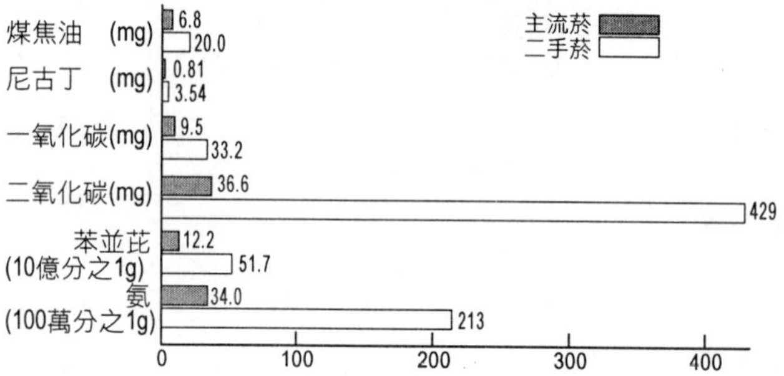

不吸菸的人受害更大嗎？

不吸菸的人，自己不想抽菸，但卻被迫要吸他人吐出的菸，這就是所謂的二手菸。

吸菸者基於禮貌，在公共場所最好不要抽菸，而不吸菸的人，也要注意二手菸的問題。

菸中所含的有害物質，對於吸二手菸的人更容易產生危險。

吸菸者所吸入的菸是白菸，為主流菸。但是，菸點燃後冒出的菸為紫色，即是二手菸，為主流菸二～三倍的發生量。

二手菸中所含的尼古丁、煤焦油、苯並芘等有害物質比主流菸更多。而且主流菸的煤焦油會由濾嘴加以阻擋，而二手菸的有害成分則幾乎與菸一起彌漫於整個室內。

雖然有一陣子流行低尼古丁菸，但是因為不過癮，所以很多人增加了吸菸根數，結果也會連累吸二手菸的人。

COLUMN

高明抑制飲酒量的喝法

酒會對肝臟造成負擔，但是，它卻能夠促進血液循環，紓解精神壓力，是人際關係的潤滑油——這是它的優點。

因此，要學會活用優點、減少缺點的高明飲用法。

清酒以一八〇cc以下為限

飲酒過量，會對肝臟造成沈重的負擔。像清酒則以一八〇cc為限，相當於中瓶啤酒一瓶、雙份威士忌一杯、葡萄酒二杯、燒酒二分之一杯的量。

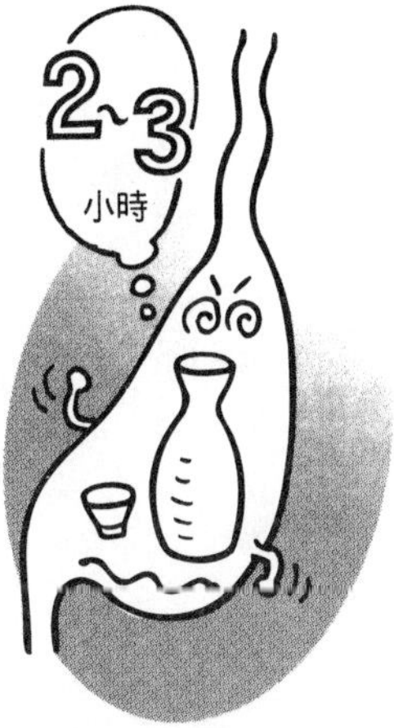

180 cc的酒精需要花2～3小時進行解毒

喝二天就要設定一天休肝日

喝一八〇cc的清酒時，則肝臟需要花二～三小時來分解酒精以進行解毒，因此，每天晚酌，會對肝臟造成沈重的負擔。最好喝二天，就要設定一天的休肝日。

邊吃下酒菜邊喝酒

一邊吃魚、肉、豆腐、乳製品一邊喝酒，可以延緩胃腸的吸收，抑制酒精到達肝臟的速度，保護肝臟。此外，蔬菜、海藻中含有維他命或礦物質，能夠幫助肝臟復原，避免脂肪積存在肝臟。

第5章

體貼肝臟的生活方式

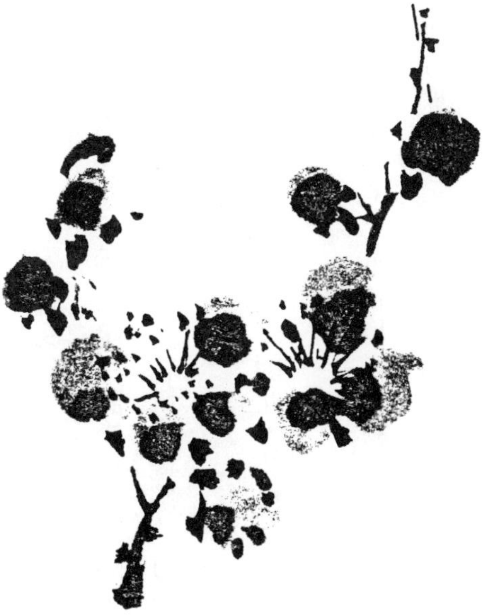

肝臟需要靜養的時刻

靜養才能使孱弱的肝臟再生。在內臟的功能和消化吸收機能活絡的飯後、全身代謝較高的泡澡和運動後，因為工作而疲勞時，要暫時靜養一下。

◎飯後肝臟的工作量加重

食物在胃或小腸消化、吸收後，通過門脈血管運送到肝臟。飯後一～二小時，整個腹部內臟功能活絡，這時如果做運動或用腦，則血液會流往肌肉或腦的方向，使得送達內臟的血液量變得不足。

換言之，在最需要大量血液的時候，血液循環卻降低了，因此，肝臟必須要勉力而為。

為了消除這個負擔而讓肝臟作用順利，飯後一～二小時最好靜躺，讓血液容易流到門脈。如果午休時間為一小時，則飯後最少要靜躺二十～三十分鐘。

◎泡澡或運動後也要靜養一下

這時要靜養讓肝臟休息

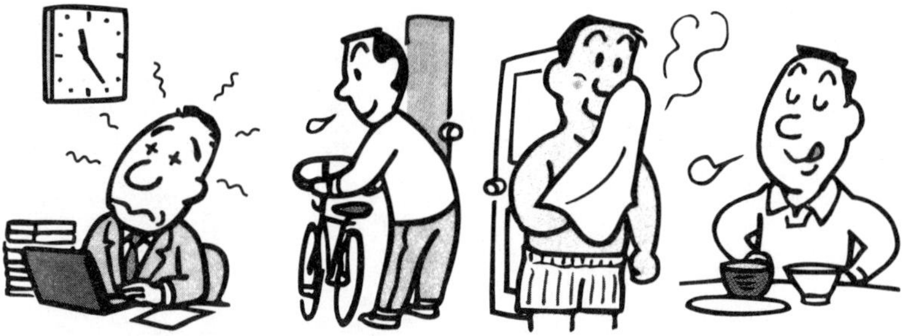

因為工作而疲累時　做輕度運動後　泡澡後　飯後30分鐘～1小時

泡澡會提高血液循環，促進全身代謝，消耗體力，因此會感覺疲累。之所以會促進代謝，就是因為肝功能提高。因此，泡澡後要稍微靜躺一下，讓肝臟休息。（參照一六七頁泡澡法）

進行輕度運動後也是相同。此外，工作中途如果感覺疲累，就不要勉強，要放下手邊的工作，躺在長椅上休息片刻。

疲勞會降低身體的免疫力，因此，在出現輕度疲勞時，就要趕緊消除疲勞。一旦過度消耗體力，就會導致肝功能惡化，要注意。

即使休息五分鐘，也要取得睡眠。如果無法辦到，那麼，躺下來閉上雙眼休息，也能夠迅速消除疲勞。若沒有地方可以躺下來休息，那麼，悠閒的坐在沙發上休息片刻也有效。

！靜躺一下就能夠改善肝功能

肝臟除了動脈、靜脈之外，還有門脈這個獨特的血液循環途徑，因此，要從其他的消化器官收集血液，將營養送達肝臟。

在躺下時，這個血流量最多，但只要一站起來，就會減少二十～三十%，而走路的話，就更會減少到一半，做劇烈運動時，則變得更少。亦即躺下來靜養，能使血液量增加，使衰弱的肝臟迅速復原。

站立

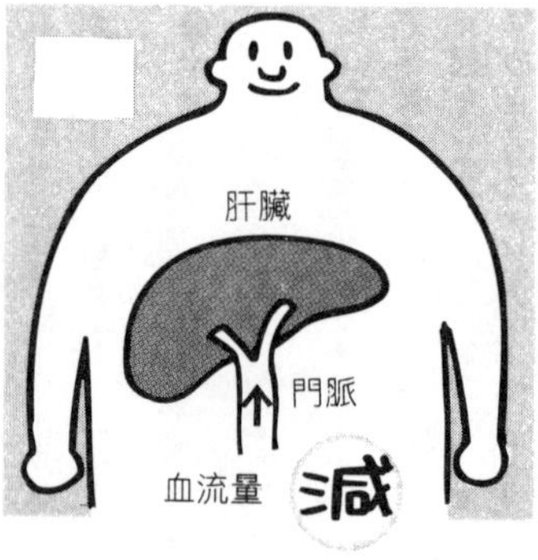

躺下

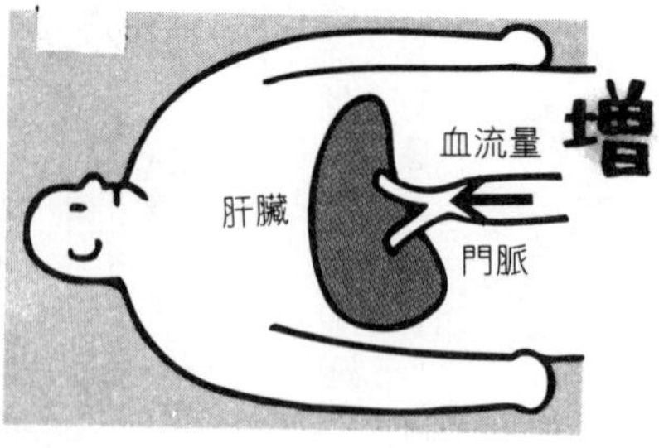

藉著舒服的疲勞取得足夠的睡眠——養成適度運動的習慣

對肝臟而言，睡眠是休養的時候。白天藉著適度的運動，讓身體適度的疲勞，這樣就能取得足夠的睡眠。運動能防止肌肉的衰退，而且有助於肝臟的修復。

◎人類一到夜晚就要休息，肝臟自然也要休息

在人類長久的歷史中，人體的生理機能就是白天活動、夜晚睡眠的構造。白天由交感神經控制各種器官的活動，晚上則由副交感神經發揮作用，降低心跳次數，全身的血流量比白天減少，讓人類取得睡眠與休養。對於肝臟而言，到了夜晚自然就會減少活動。

足夠的睡眠量因人而異，各有不同，但是，最好能夠確保七小時左右的睡眠。白天要盡量活動身體，讓身體適度的疲勞，這樣就能夠得到優質的睡眠。

◎維持最佳狀況的肌肉，對於糖及氨基酸的代謝也有幫助

藉著運動，維持最佳狀況的肌肉，就能使糖及氨基酸的代謝順暢進行，對肝臟

而言，這當然是好事。

在生活中，養成適度運動的習慣，就可以防止肌肉的衰退。這不光是為肝臟著想，也能夠預防其他的生活習慣病，提升你整個生活的健康度。

◎要治療脂肪肝，則運動是重要支柱

關於脂肪肝的治療，運動和控制飲食都是重要支柱。

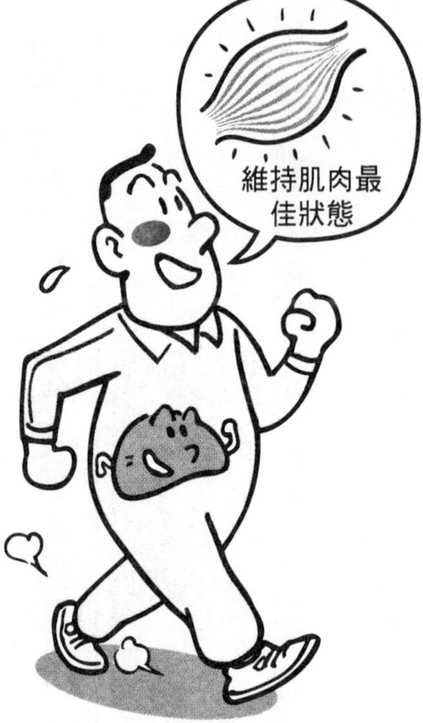

適度運動的習慣對肝臟有好處

四十歲層與五十歲層的壯年期，脂肪肝不斷增加的主要原因，就是飲酒過度、營養攝取過剩，導致肥胖及糖尿病。但戒酒及接受飲食指導，再加上藉著走路或慢跑等來控制體重，就能夠改善症狀。

1 取得優質睡眠的方法

●午覺不宜睡太久

午覺睡太久，會造成夜晚睡不著，使得清醒、睡眠的規律紊亂。所以，午覺以三十分鐘左右為適當。

●即使睡眠不足，每天也要按時起床

決定好起床的時間，才能夠擁有正確的睡眠規律。即使睡眠不足，也不要太晚起床，而要提早就寢。

●早點起床沐浴在清晨的陽光中

自然光能夠修正偏差的清醒規律，使你醒來時神清氣爽。

●睡眠時間要配合清醒週期

深眠和淺眠的週期約以九十分鐘的時間交替。要配合這種週期，取得六小時、七小時半、九小時的睡眠時間，這樣才能神清氣爽的起床。

●以一週為單位擬定睡眠計畫

生活形態不規律的人，睡眠時間較少。如果要解決二～三天內睡眠不足的問題，那麼就要以一週為單位來擬定睡眠計畫。

工作時必須注意的重點

如果沒有特殊的明顯症狀，一般而言還是可以工作。但是，不能像健康時那樣的勉力而為。為了避免因為通勤產生的疲累，飯後要靜躺三十～四十分鐘，感覺疲累就要稍作休息。

◎盡量遠離會消耗體力的尖峰擁擠時刻

慢性肝炎患者出門工作的第一難關，就是通勤。站在搖晃的車上比做輕鬆的運動更消耗體力。而且在上下班尖峰時段站在擁擠的車上，身體根本無法動彈，精神也相當疲累。

搭車時間越長，則負擔也越大，所以通勤距離較長的人，要盡量避開擁擠的車子。可以利用彈性上班的方式，挪開通勤時間，或是提早出門，以及利用其他的交通工具等。檢討可以坐著通勤的方法。

◎帶便當上班，避開午餐擁擠的人潮

在還沒有對肝功能產生自信之前，工作時不要過於勉強。在自己能力所及的範圍內努力，一旦疲累時，就要稍作休息。不妨利用五～十分鐘的時間靜躺休息，或是閤上雙眼坐在椅子上休息一下，這樣就能暫時消除疲勞。

午休時間，最好於飯後靜躺三十分鐘。在擁擠的人潮中好不容易點了午餐，但東西卻遲遲不來，這會導致壓力積存。因此，最好帶便當，這樣就能確保靜躺的時間。

工作了一週，疲勞積存，所以，最好利用週末好好的在家休息。如果要外出，也要安排一個不會太緊湊的行程。盡量保留一些體力，擁有二十～三十%的餘力較為理想。

工作時的注意事項

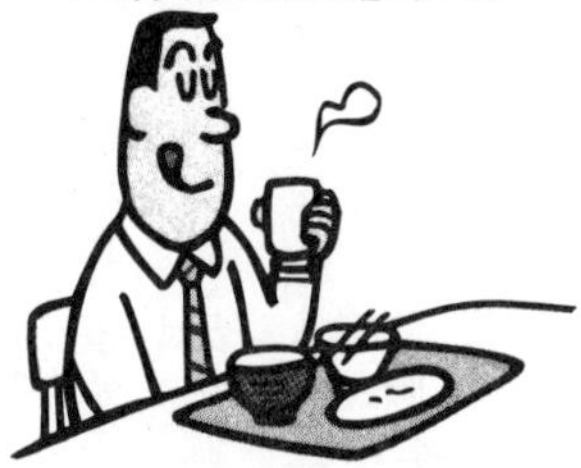
①飯後靜躺30～40分鐘

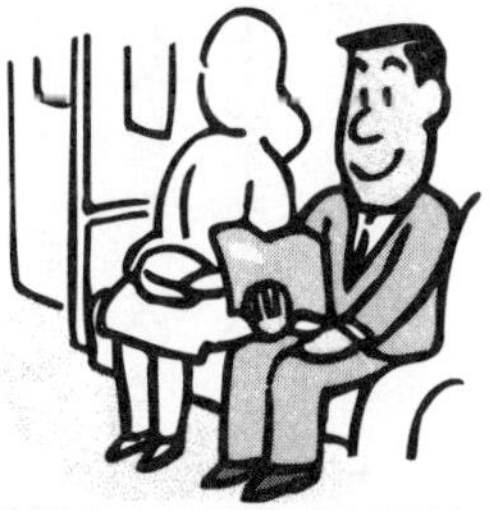
②避免尖峰擁擠時刻通勤

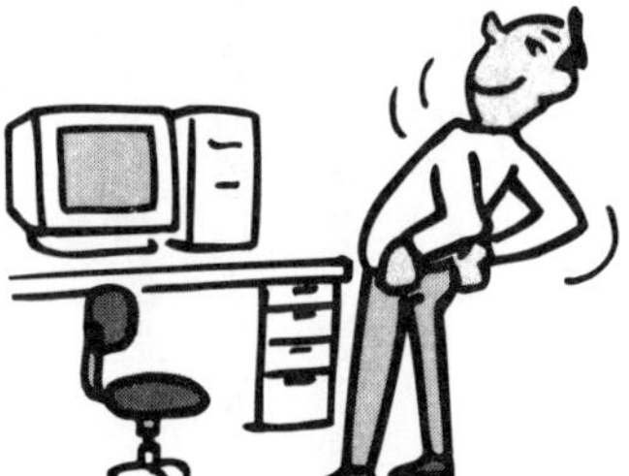
③疲累時要稍作休息

此外，出現倦怠、食慾不振、尿色變深、黃疸等自覺症狀時，要儘早就醫。

❗休假日要保持與平日相同的規律

休假日若熬夜或很晚才睡，就無法消除平日工作所蓄積的疲勞。因此，要和平日一樣，在相同的時間起床，做輕鬆的運動，放鬆身心，這樣較能夠去除疲勞。如果休假日和平日的生活規律產生極大的差距，則等到休假結束準備恢復上班時，就會感覺很痛苦。所以，要和平常一樣來度過休假日，不要驟然改變生活規律。

❗要接受肝病的專科醫師的診斷

診斷為肝病時，要請家庭醫師為你寫介紹信。可以到離家或上班處較近的專科醫師那兒就醫。肝病的研究相當進步，只有專科醫師才了解新的治療藥或新開發的藥物等訊息。有良心的家庭醫師，會配合必要為你介紹適當的醫院或醫師。

肝臟的狀態使工作受到限制

肝功能衰退的人，不能夠做會大量耗損體力的工作或必須持續站立奔波的工作。夜間工作，也會過度酷使肝臟。此外，要盡量避免處理化學藥品或揮發性氣體的工作。

◎多花點時間慢慢回到工作崗位

雖然依肝臟障礙狀態的不同不能一概而論，但是，像急性肝炎痊癒之後，能夠較早回到工作崗位，而活動性的慢性肝炎或肝硬化等，則因為長期靜養，所以，要多花點時間讓身體慢慢習慣之後，才能回到工作崗位。

如果可能的話，最好有一段時期採取減少上班時間的方式，一邊檢查肝功能，一邊多花點時間慢慢的回到正常的工作，這樣才能夠安心。

勉力而為，會使得好不容易復原的肝功能再度惡化。就算不能一〇〇%復原，至少也要復原到將近七十～八十%。

回到工作崗位之初，白天會相當疲累，所以晚上要提早就寢，藉此消除疲勞。

休假日則最好暫時避免外出。

◎盡量避免消耗體力的工作

事務型工作或家事等沒有問題，但是搬重物或長時間持續精神緊張的工作，以及保險推銷員或業務員等在外奔波的工作，或是必須長時間站在店頭的銷售員，以及從事夜間餐飲工

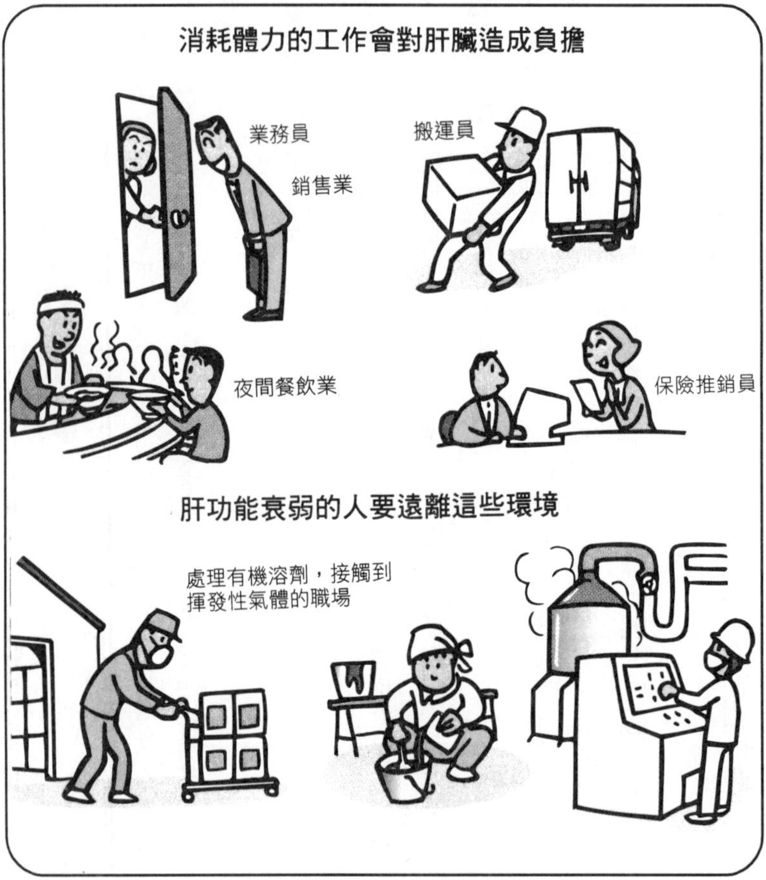

作等，這些工作都會大量消耗體力，宜避免。

另外，苯、甲苯、工業用酒精、氯化乙烯、氯化乙炔、稀釋劑、天然漆、接著劑等揮發性的氣體，會使肝臟嚴重受損。在處理這些物質的現場工作的人，最好換工作或調到不同的部門。

長年持續工作要轉調部門並不容易，但是，一定要把自己的工作內容具體的告訴醫師，接受醫師的建議，同時和家人或公司方面商量。

想要更換醫師時

經由家庭醫師的介紹去看專科醫師，但如果和專科醫師不合而想要更換其他的醫師，可以請之前為你介紹的家庭醫師再為你推薦其他的醫師。這時，要請現在就診的醫師為你製作關於病情治療經過等的記錄文件，好讓新的醫師能夠順利的持續為你治療。

但是，不論到哪家醫院，都要做初診，並接受相同的問診。因此，如果經常更換醫師，在時間與精神上都會造成負擔。對於這一點必須要有所覺悟。

GOT、GPT值降低就可以工作八小時

如果GOT、GPT值在一百IU/ℓ以下，則可以從事行政工作或一般正常的勤務，甚至可以稍微加班，但不可過度疲勞。

◎數值降到一百時就可以加班或出差

到底可以工作到何種程度呢?依肝臟狀態的不同而有不同。不過，一般而言，GOT、GPT值可當成大致的判斷標準。

如果GOT、GPT值在二百IU/ℓ以下，則可以做辦公桌的工作或輕鬆的家事等。而當數值下降到一百IU/ℓ以下時，就能正常工作。到此地步，就可以稍微加班或出差。

但是，仍然要過規律正常的生活，不要讓疲勞殘留到第二天。

肝硬化時，則因代償性或非代償性的不同，工作程度也各有不同。通常只要工作八小時就會造成負擔。最好向職場的上司或相關部署說明情況，充分商量後再工作。

◎調整情緒也很重要

工作方面受到限制，工作性質或工作地點改變，無法有所作為或收入減少等，會產生新的困擾。可能因為工作不習慣而徬徨無助，或因為新的人際關係而產生壓力。

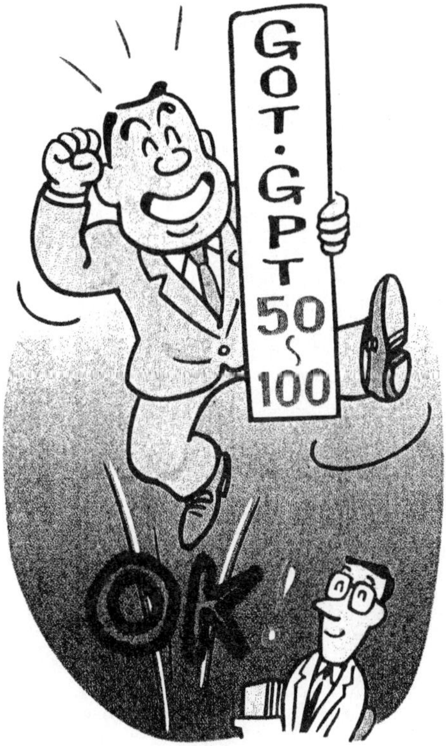

當GOT、GPT值下降為 50～100 時，在工作方面幾乎不會受到限制

在肉體上，四十、五十歲層已經即將邁入老年期，而在家庭中，則面臨孩子升學、就職或結婚等問題，因此，是容易陷入憂鬱狀態的時期。

如果無法擺脫失眠、食慾不振、情緒低落等困境，那麼就要去看專科醫師。

為避免陷入憂鬱狀態，要抱持「一病息災」的心情，創造新的生活方式。

以GOT、GPT值來看工作量的標準

GOT、GPT 值	50IU/以下	50～100IU/I	100～200IU/I	200IU/以上
工作內容等	可以做一般的工作。休假日要和平日一樣，在相同的時間起床，做輕度的運動，並藉由放鬆保持生活的規律。	可以完成一天的工作。但要避免搬重物、持續站著的工作、行程緊湊的出差與業務等。	只限於做事務性的工作，能夠維持正常的勤務。要避免長時間加班或持續緊張的工作。	有自覺症狀或出現黃疸時，一定要住院。沒有黃疸時，也要減少工作，並和醫師商量。

重新回到工作崗位的心理準備

長時間過著住院生活，或從無聊的在家療養中解放出來而再重新回到工作崗位時，當然會很興奮。但這時會想要彌補之前沒有完成的工作，所以內心變得焦躁不安，而且過度努力，結果病情再度惡化。

因此，重新回到工作崗位上時，要考慮到職場的環境或工作內容等，並和主治醫師好好的商量。

例如，要搬重物或長時間持續精神緊張的工作，或是經常在外奔波推銷，以及要站著工作或從事夜間餐飲工作等。從事這些工作的人，最好事先拿診斷書和公司的上司商量。醫師會觀察病情的經過，給你良心的建議。

泡熱水澡或長時間泡溫水澡都會對肝臟造成負擔

泡澡能夠得到放鬆，但長時間泡澡，容易疲勞，且會對肝臟造成負擔。溫水澡以十分鐘為限，然後迅速沖洗身體。泡溫泉時也要注意，避免過度疲勞。

◎心窩露出在水面上，可避免因為泡澡而造成疲勞

泡澡三十分鐘，與全速快跑一百公尺所消耗掉的熱量相同。水溫越高或浸泡時間越長，則會增加消耗的熱量，耗損體力。

GOT、GPT值穩定的維持在一百IU／ℓ左右，則可以泡溫水澡十分鐘。

此外，用毛巾仔細擦洗身體也需要體力。所以，每天或二天泡澡一次的人，不需要特別花時間來擦洗身體。只要用沐浴乳並以淋浴的方式沖洗即可。不泡澡而採用淋浴的方式，就可以減輕對肝臟的負擔。

泡澡之後，要靜躺片刻。

健康時洗三溫暖，會因為高溫產生的出汗作用而讓人覺得爽快，但是，在肝功能尚未完全正常之前，最好避免洗三溫暖。

◎溫泉的水溫較高，要更加小心

在自然環境良好的場所泡溫泉，能使身心得到放鬆，消除壓力。但是，溫泉的水溫多半是高溫，會對身體造成極大的負擔。

一天泡數次溫泉，當然會損害肝臟。因為泡溫泉而身體狀況變差的情形，屢見不鮮。擔心肝功能的人，最好和醫師商量之後再決定是否要泡溫泉。

即使得到醫師的允許，也不能夠長時間泡溫泉。泡澡次數以早、晚二次為限。泡完澡之後，要稍作休息，不要外出。

❗依泡澡溫度的不同，熱量的消耗度也不同

依泡澡溫度的不同，熱量的消耗度也不同，這是溫度醫學的先驅者三澤博士所研究出來的結果。根據他的研究報告顯示，泡澡消耗掉的熱量，最少的是與體溫大致相同的三十六℃時，到了三十九℃時，會比平常多消耗掉二十％，四十一℃時為二十三％，到了四十三℃或四十五℃的高溫時，則會比平常多消耗掉五十～七十％的熱量。

一般而言，如果所消耗的熱量比平時增加五十％，則健康的人需要花一～二小時才能夠恢復體力，而肝功能較差或體力較弱的人，則需要花半天的時間。

性行為要比平常更慎重其事

雖然不必過於神經質，但肝功能較弱時，性行為會損害肝臟，所以，要慎重其事。

◎以不勉強為原則，需要伴侶的理解與協助

一次的性行為會消耗掉與全速跑一百公尺時相同的熱量。次數較多或激烈的性行為，會對肝臟造成極大的負擔。

身體健康時當然沒什麼問題，但是，肝臟較弱時，則夫妻之間就要了解並體貼對方的身體。

尤其要修復肝臟的話，就一定要過著規律正常的生活，同時要擁有七～八小時的睡眠時間。肝臟在睡眠中也會發揮處理疲勞物質的作用。

在不疲勞的情況下，需要做適度的運動，而會造成疲勞的性行為，則最好多加考慮。

◎不要獨自一個人煩惱，不安時可找醫師商量

但是，有了性慾，就表示肝功能逐漸復原，所以，也不用勉強禁慾，最好在不會殘留疲勞感的情況下，來進行性行為。

關於性行為或性生活的煩惱與不安，很難於對醫師啟齒。可是如果有不安或苦惱時，最好還是找專科醫師商量。

！這時該如何是好

肝臟明顯的出現病態，則對於性行為就非得要慎重其事不可了。

★慢性肝炎

狀態穩定時，不需要特別限制，但是突然惡化時，就要考慮到性行為的問題了。

★肝硬化

狀態穩定時，不需要特別限制。但是，有時肝硬化會造成性慾減退。如果是非代償期而體力減退時，就要考慮這個問題了。住院的話，當然要靜養，直到能夠運動時，就可以進行性行為了。

★急性肝炎

住院後要暫時靜養，但是，如果能定期做運動等，則性生活也ＯＫ。

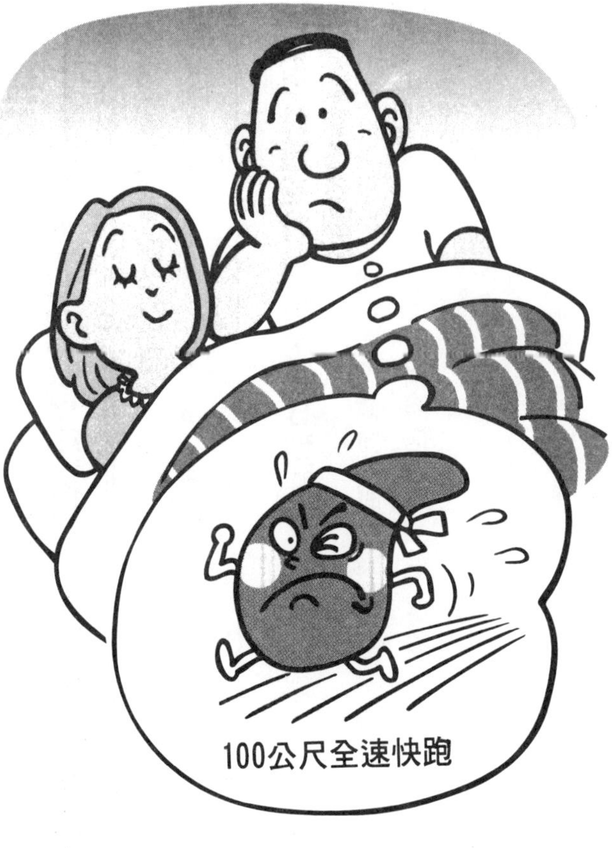

性行為的疲勞與 100 公尺全速快跑不相上下

B型肝炎也會經由性行為造成感染

B型肝炎會經由性行為感染。如果不戴保險套而與不特定複數以上的異性進行性行為，就會造成危險。此外，C型肝炎也會經由性行為感染，但較少見。

◎經由血液或體液感染的B型肝炎

B型肝炎會經由血液或體液而造成感染，不會因為空氣或經口造成感染。B型的感染力特別強，但是，互相擁抱或手牽手、輕吻，並不會造成感染。對於肝炎病毒擁有正確的知識相當重要。

不論男女，在有性行為之前，都要檢查肝炎病毒，即將結婚的伴侶或夫妻，如果其中有一方是帶原者或罹患病毒性肝障礙時，就要注意避免感染到伴侶。這時，最好接種疫苗。不過，最好兩人都接受醫師的檢查，確認是否有問題。

◎伴侶是帶原者時，自己也要接受血液檢查

經由性行為造成的感染，是和看似健康卻帶有病毒的無症候性帶原者發生性行

為而造成的。出國買春造成感染的例子並不少，這就是所謂的「買春感染」。

此外，如果伴侶是帶原者而自己在蜜月時受到感染，這就稱為「蜜月肝炎」。

如果結婚對象是帶原者，那麼，自己也要接受血液檢查。檢查結果若ＨＢｓ**抗原**、ＨＢｓ**抗體**都呈陰性，就要接種疫苗。這樣就不必擔心感染的問題，能夠過正常的性生活。

B型、C型肝炎病毒帶原者的感染預防注意事項

①出血時的注意事項

傷口、皮膚炎或流鼻血等，要自行處理。此外，如果他人為你處理，則要避免血液沾到他人的身上。帶有血液的東西，必須要用塑膠袋等密封丟棄（最好焚燒掉）。如果不便丟棄，則要自己用水充分洗淨。

②擁有自已專屬的日用品

像刮鬍刀、牙刷、毛巾等，要有自己專屬的日用品。

③禁止捐血

不可捐血供他人輸血用。

④接觸嬰幼兒時要注意

不可以將含在自己口中的食物餵食嬰幼兒。

⑤月經時的處置

處理完月經後，手指要用水沖洗乾淨。

⑥排尿、排便後的處置

排尿、排便後要仔細洗手。

⑦污染物等的處置

分泌物等的污物要立刻丟到馬桶內或密封後丟棄（最好焚燒掉）。

⑧定期檢查

在醫師的指示下，定期接受檢查。

⑨握手等單純的皮膚接觸不會造成感染

泡澡、餐具、理髮、游泳池等，都不必特別擔心。C型肝炎病毒的感染力比B型肝炎病毒更弱。B型肝炎病毒（ＨＢｓ抗原）為陽性，可是e抗體為陽性時，則感染力較弱。

（資料：『關於肝病——更好的醫療——』慶應義塾大學醫院編輯）

HBs抗原……………………………………………

表示現在感染B型肝炎病毒的標記。

HBs抗體……………………………………………

表示以前曾經感染過B型肝炎，但是，現在已經痊癒，擁有免疫的標記。

❶不同案例的對策

★對方是帶原者時

自己要接受血液檢查。

＊HBs抗體為陽性時，則沒有問題。

＊HBs抗體　HBs抗原為陰性時，就要接種疫苗。

★不知對方是否為帶原者時

要戴保險套，或兩個人都要接受肝炎病毒的檢查。

★性行為並不是會伴隨出血現象的行為

★肝炎病毒會重複感染

就算是B型肝炎帶原者也可能會感染到C型肝炎，所以要注意。

不光是身體，保持心情平靜也很重要

焦躁、不安等精神壓力會使血壓上升，對肝臟造成負擔。為了避免疾病本身成為精神壓力，需要擁有正確的知識，做適當的處理，擴大自己的興趣空間。

◎血壓上升會對肝臟造成負擔

壓力會成為胃潰瘍、動脈硬化、心臟病等各種疾病的原因，這是眾所周知的。對肝病而言，也是如此。

因為壓力而亢奮時，血中腎上腺素增加，會使心跳加速，血壓上升，對肝臟造成負擔。而且睡眠不足，食慾不振，更會加重肝臟的負擔。

不光是平常的壓力，罹患慢性肝炎或肝硬化的人，必須長年面對疾病，當然更容易承受強大

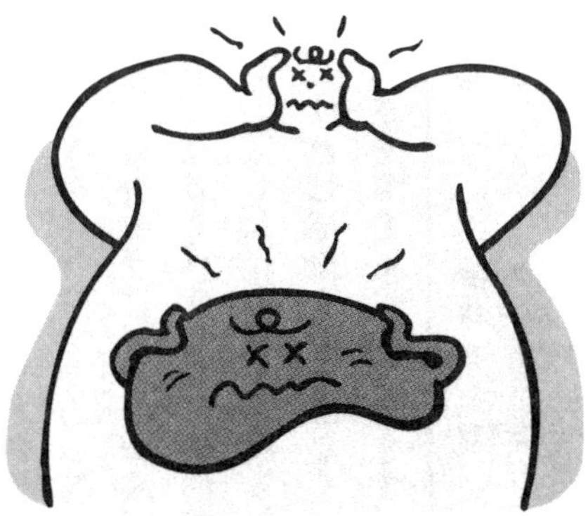

對肝臟而言壓力的存在是一大困擾

的精神壓力。

「為什麼我會罹患肝病呢」、「什麼事都不能做」，因為抱持著不滿及對將來感到不安與無望，結果壓力積存，使得肝功能更難復原。

◎盡量增加自我充實的時間

為了杜絕這種惡性循環或消極的思考，則對於肝病要擁有正確的知識。要遵守生活上的注意事項，定期接受健康檢查，這樣才能夠早期發現疾病早期治療。

如果GOT、GPT值下降，就可以外出散步、騎自行車、打高爾夫球等，做一些輕鬆的運動。或是整理庭院花草、繪畫、聽音樂等，要盡量擴大自己的興趣空間，擁有自我充實的時間。在家庭中得到放鬆，重視與家人團聚的時間，藉此能夠加深夫妻與親子之間的繫絆。

無法達成的目標，也不必過於在意。而對於能夠辦到的事情，則要從中找到快樂，並且擁有正面的思考。

帶有賭博性質的打小鋼珠或麻將等，會讓人過度計較得失。且在肉體方面，長時間持續採取相同的姿勢，會成為壓力的原因。為了消除壓力，最好培養其他的興

壓力的要因

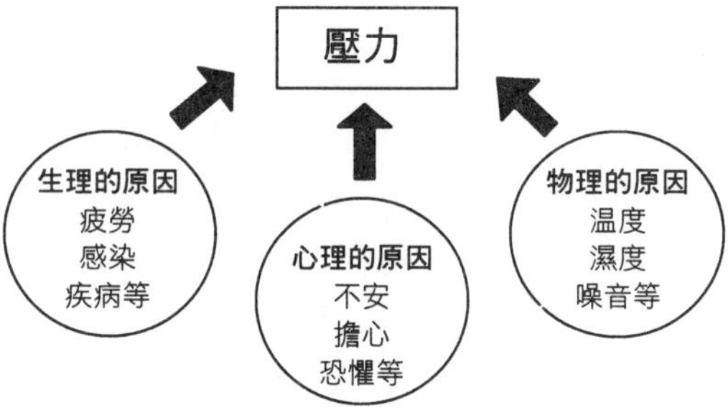

趣。

與壓力和睦相處

人只要活著，多少都得承受一些壓力。但是，物理的壓力可以藉著調整環境、生理的壓力可以藉著休息或進行輕鬆的運動來消除。

此外，只要能夠掌握擔心與不安的原因並謀求對策，就能夠消除心理壓力。例如，對於疾病的恐懼，只要藉著得到正確的資訊，就能減少恐懼心。

獨自黯然的擔心，就會屈服於壓力之下。應該要做某種程度的自我分析。光靠自己的力量無法辦到時，要找值得信賴的人商量。與其獨自在那兒鑽牛角尖，倒不如展現實際行動，這樣還能夠解決一些事情。

「出現問題，才能得到考驗自己真正價值的機會」。積極接受壓力的考驗，這才是與壓力和睦相處的秘訣。

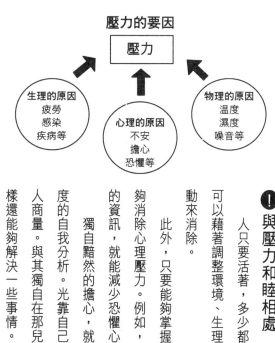

便秘是肝臟的大敵，可利用飲食和運動來預防

便秘會使腸內產生氨，對肝臟造成極大的負擔。因此早餐要好好的吃，多攝取食物纖維含量豐富的食品，補充水分並進行按摩，藉著適度的運動來預防便秘。

◎便秘會產生氨，對進行解毒的肝臟造成負擔

便秘會使得糞便長時間積存在腸內，而在腸內的腐敗菌會分解糞便中的蛋白質，這時就會產生氨等有毒物質。體內負責分解毒物的是肝臟，而當腸內產生氨時，就會增加肝臟的工作量。

此外，因為肝硬化等肝功能降低時，因為來不及分解氨，所以氨會循環全身，使得血液中的氨量增加。這個氨一旦進入腦內，就會引起肝性腦症。

因為肝性腦症而倒下的人，有時只要經由灌腸就能夠恢復意識。

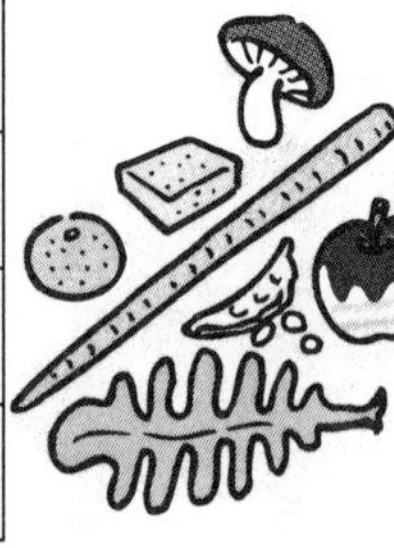

食物纖維含量較多的食品	
蔬菜類	牛蒡、竹筍、蓮藕、蒟蒻等
豆類	大豆、大紅豆、蠶豆等
海藻類	羊栖菜、海帶芽、海帶等
菇類	香菇、金菇、玉蕈、多瓣奇果菌等
水果類	蘋果、橘子、梨子、香蕉等

預防便秘的五大重點

好好的吃早餐

早上起床後，在空腹的胃內送入冰冷的飲料或食物等，會反射性的促進腸的蠕動運動（胃大腸反射），所以最好利用吃早餐來產生便意。

充分攝取食物纖維

食物纖維在大腸中會吸收水分而膨脹，增加便量，較容易排便。此外，也具有讓中性脂肪或膽固醇排泄到糞便中的作用。

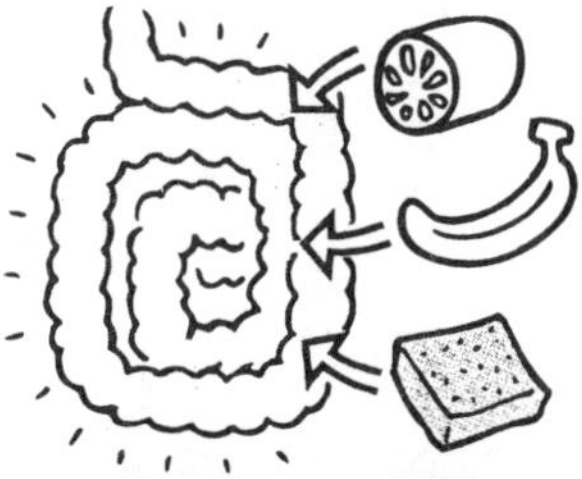

適度的運動

光是靜養，無法給予腸刺激，會使得腸功能降低。不必做特別的運動，只要拉大走路的步伐來刺激腸，或利用通勤及購物的時間適度的活動身體即可。

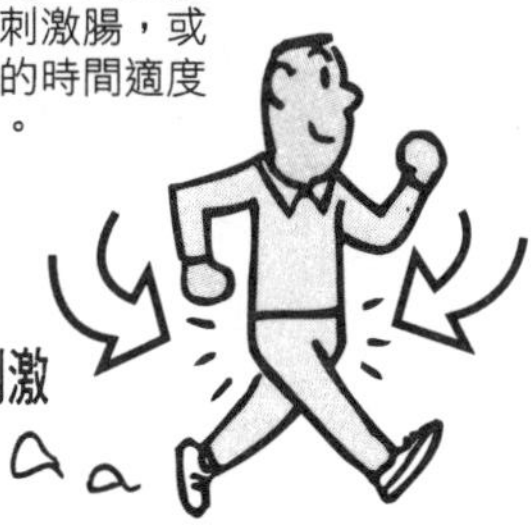

按摩腹部

以順時針的方向利用畫圓的方式按摩肚臍周圍，可以促進排便。

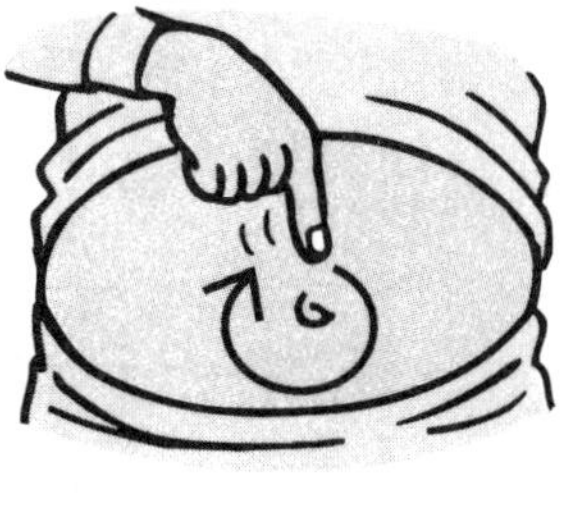

攝取水分

糞便一旦變硬，就容易便秘。夏天因為流汗，體內的水分容易流失，所以要經常補充水分。

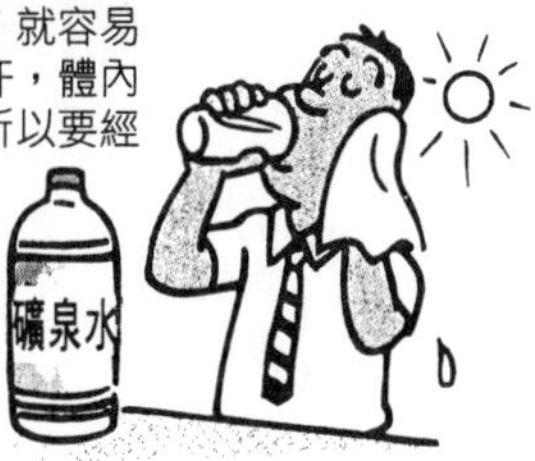

不會對肝臟造成負擔的運動

一旦肝臟症狀穩定之後，則與其靜養，還不如從事適度的運動，較能夠提早復原。最好觀察GOT、GPT值，進行能夠產生舒適疲勞感的運動。

◎以GOT、GPT值為標準來做運動

當肝臟症狀穩定到某種程度時，就能夠進行運動。一般是以肝功能檢查的GOT、GPT值當成判斷標準。

例如，當GOT、GPT值在二百IU／ℓ以上時不能做運動，但如果降到二百IU／ℓ以下時，則可以在不會感覺疲勞的程度下，於自家附近悠閒的散步，在日常生活中增加活動的時間。牽狗散步，有時反而會被狗牽著走，因此，要等肝功能復原到某種程度時再做這種休閒活動。

但是，開始運動後，數值可能會再度升高，這時就要中止運動。

GOT、GPT為五〇IU／ℓ左右……可以進行打網球、游泳等消耗體力、流汗的運動。

一百IU／ℓ以下……在不會感覺疲勞的程度下，可以進行高爾夫球、保齡球、撞球、騎馬（踏步方式）、在平地騎自行車、溜狗等。

二百IU／ℓ以下……慢慢的散步。

◎不適合肝病患者的運動

雖然被允許可以做某種程度的運動，但是，要選擇配合自己身體狀況的運動。

棒球、足球、籃球等團隊競賽，因為賦予守備位置的責任，所以，容易引起運動量過剩的問題。而如果是必須一決勝負的運動，則會成為壓力的原因，對肝臟造成負擔。

可以進行與應該避免的運動

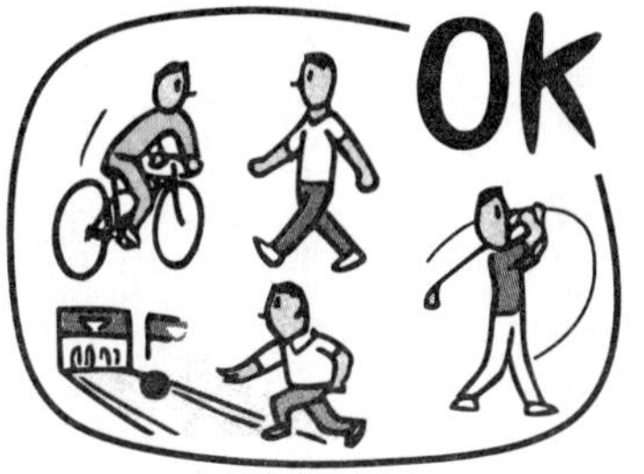

OK…散步、騎自行車、打高爾夫球、撞球、保齡球

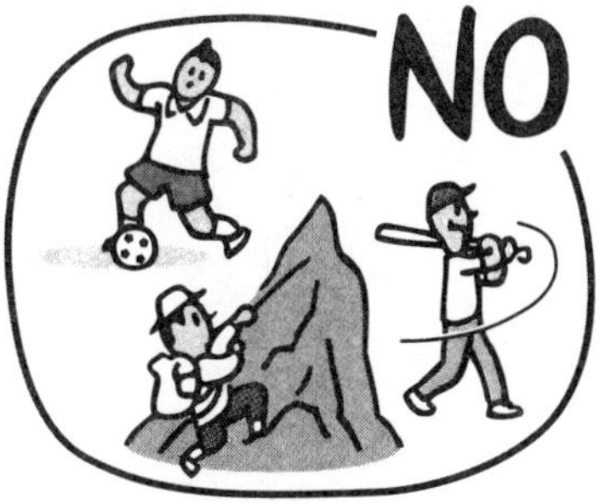

NO…踢足球、打棒球、爬山、跑馬拉松

◎這時不可以運動

一旦出現黃疸或因為肝硬化而腹水積存時，則不可以運動。此外，因為肝硬化而出現食道靜脈瘤時，在症狀穩定之後進行運動，會因為血液循環順暢而導致靜脈瘤的內壓升高，所以也要慎重其事。

❗輕鬆的運動較能夠長期持續進行

因為脂肪肝等而必須利用運動來減肥時，最好選擇不會對腰和膝造成負擔的運動。運動後覺得神清氣爽，而且擁有適度的疲勞感是最為理想的。慢性肝炎或肝硬化患者，也要以相同的方式來做運動。

❗打高爾夫球時要盡量減輕身體的負擔

打高爾夫球也是值得推薦的一種運動，但條件是不能對身體造成負擔。

打高爾夫球時，最好避免必須要一大早起床驅車前往的遠距離高爾夫球場。而在豔陽下打高爾夫球，也會對身體造成過重的負擔，所以要避開炎熱的時段。此外，也可以利用自動車來代替步行。

不會對肝臟造成負擔的放鬆旅行術

在肝功能沒有惡化到生病的程度下，只要不會過度疲勞，則可以從事各種旅行。擔心病情的人，可事先和醫師商量。

◎原則上要安排悠閒的行程表

最近，只要肝臟狀態穩定，大多數的醫師都會同意患者外出旅行。藉著旅行，可以轉換心情，消除平常的壓力。但如果勉力而為，就可能會使肝臟惡化。

與其到處匆匆地走馬看花，不如享受一個能夠脫離平常生活、悠閒打發時光的旅行。此外，在旅行中，為避免身體功能瓦解，在出發前務必要擁有足夠的休息，調整身體機能。

回家後，也不要立刻恢復忙碌的日常生活，待旅行疲勞去除後再回公司上班。在行程的安排上，時間要留有餘裕。

◎要記得攜帶健保卡

在旅行途中，可能因為身體狀況不佳而必須就醫，所以，要記得隨身攜帶健保卡。另外，也要請醫師寫填入病名、主治醫師、服用藥物名稱等的介紹信，這才是萬全之策。

其他的準備事項，就是事前要確認在旅行地的醫院或飯店是否有醫師，這樣才能夠安心。如果想要隨身攜帶腸胃藥或鎮痛劑，則不要自已購買市售藥，最好由醫師開處方。平常服用的市售藥，有時會對肝臟造成出乎意料之外的負擔。

❗出國旅行時的注意事項

在國外，有些國家流行A型肝炎或B型肝炎。原本肝功能就衰弱，如果再加上感染肝炎病毒，更會損害肝臟，所以，事前要接受預防接種。

另外一個問題就是飲食。不論到哪個地方去，飲食都比日本的食物油膩。油攝取過多，會導致熱量過剩。對於肝功能較弱的人而言，肉類中含量較多的飽和脂肪酸，令人擔心。有時可以魚類料理來取代肉類料理。而為了避免維他命類的不足，也要充分攝取蔬菜和水果。同時，在流行病毒性肝炎的地區，不要飲用生水或吃生的食物。

❗在旅行地也要取得充分的休息

在旅行地，飯後要好好的休息，不要破壞生活規律。即使是團體行動，如果覺得疲勞時也不要太勉強。有時需要暫時改變行程，以團員的健康為優先考量。

悠閒的享受旅行之樂

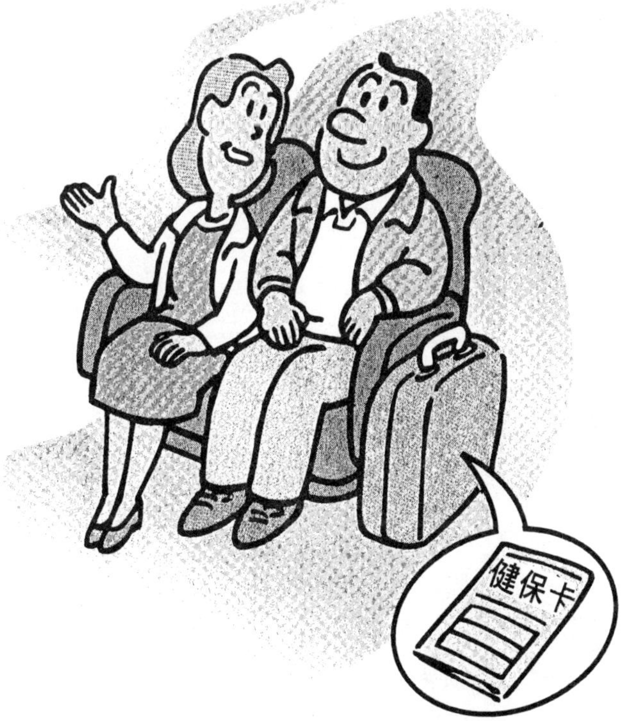

安排一個悠閒的行程，並記得攜帶健保卡

COLUMN

感冒也會影響肝功能

肝功能較低的人，要比一般人更注意感冒。

感冒時，肝功能會暫時降低。做血液檢查時，GOT等的數值會惡化。因此，感冒具有使肝病症狀惡化的危險性。

那麼，要如何預防感冒呢？

首先，「要遠離感冒患者」。有些人在外出時，會自覺到要遠離感冒患者，而擔心肝功能的人，在人潮擁擠的地方也要有這種自覺。當然，感冒的人也要避免去探視肝病患者。

精神壓力也是大敵。壓力會降低對付感冒病毒等的免疫力，所以，要巧妙的紓解壓力，避免壓力積存。

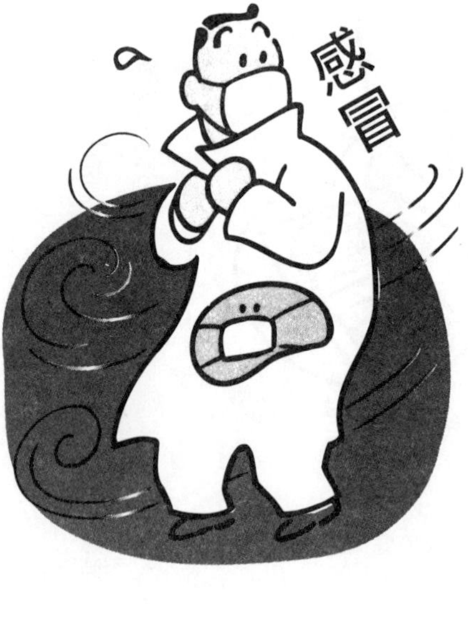

第6章

病態肝臟的診斷與治療法

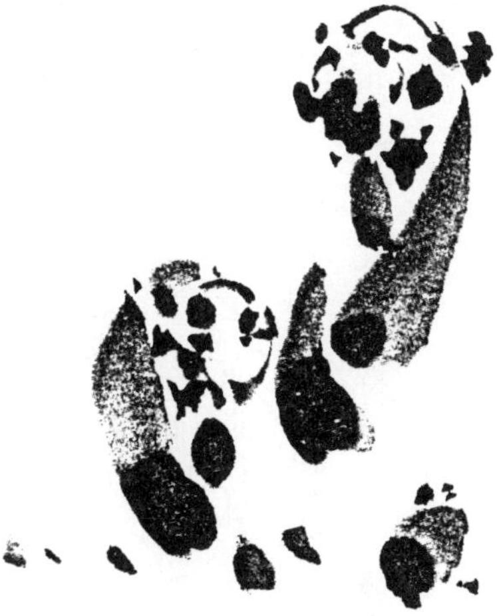

脂肪肝的診斷

脂肪肝的原因在於暴飲暴食。大吃大喝所引起的脂肪肝，則肝臟積存脂肪的速度快速。在症狀尚未嚴重之前，要藉著飲食和運動減少脂肪。

◎嗜酒、肥胖及糖尿病的人都很危險

脂肪肝多半是因為飲酒過度、肥胖、糖尿病所引起，不過幾乎沒有自覺症狀。肥胖、糖尿病、酒精性肝障礙的人，半數以上都有脂肪肝。因此，診斷脂肪肝時，首先要對飲酒歷、肥胖、糖尿病的有無等進行問診。但是，即使BMI（體格指數）為二十五以下（算法參照一九〇頁），屬於正常體重的人，也可能會出現脂肪肝。這類型的人雖然目前不算肥胖，但是，如果近幾年來體重持續上升，或是體重在一年內驟然增加，都有可能會出現脂肪肝。

◎不只GOT、GPT，γ－GTP、ALP也會上升

診斷脂肪肝時，基本上要進行血液檢查與畫像診斷檢查。經由檢查值發現脂肪

memo

總熱量為標準體重×25～35大卡為止

脂肪肝的人需要限制一天攝取的總熱量。一天攝取的總熱量是標準體重×25～35 大卡為止。標準體重是由下面所列舉的計算公式求得，亦即身高(m)×身高(m)×22。以身高 170 公分、體重 75 公斤的A先生為例，則標準體重是 1.7×1.7×22＝63.6 公斤。其次再由標準體重來換算A先生一天攝取的總熱量，則應該為 1590～2226 大卡。但並非表示可以到達上限的 2226 大卡，而是指要在此範圍內依脂肪肝的惡化度來決定應該要攝取多少總熱量。

肝時，GOT、GPT數值會略微上升。不過，大都是沒什麼問題的脂肪肝。在做超音波檢查而檢測出的脂肪肝中，半數都沒有出現GOT、GPT異常的現象。此外，因為酒或肥胖所造成的脂肪肝，則會出現γ－GTP和ALP值上升的特徵。

在慢性肝炎和肝硬化的情況下也會出現這些特徵，為了加以識別，還要進行膽鹼酯酶或白蛋白、總膽固醇、中性脂肪等的檢查。不只是血液檢查，畫像診斷檢查也是判斷脂肪肝的重要途徑。脂肪肝是指肝臟內積存脂肪的狀態。做超音波檢查時，肝臟的光輝度較高或超音波比腎臟明亮等特徵，都會出現在畫像中。另外，可利用CT畫像診斷和脾臟相比較，或經由檢查門脈、肝靜脈等的脈管構造，診斷是否為脂肪肝。

治療的基本，就是改善飲食生活、運動、飲酒等的生活習慣。通常都不需要利用藥物加以治療。

判斷脂肪肝的主要檢查

★血液檢查

GOT、GPT、γ－GTP、ALP、膽鹼酯酶、白蛋白、總膽固醇、中性脂肪

★畫像診斷檢查

超音波檢查、CT

肥胖的診斷法

判定肥胖的代表指標就是BMI。BMI是指身體質量指數，是國際通用的體格指數，亦即體重（kg）除以身高（m）的二次方所得到的數值。以二十二為基準值，超過二十五以上，則屬於肥胖者。數值越高，表示肥胖度越高。

BMI＝體重(kg)÷身高(m) ÷身高(m)

BMI	肥胖度
18.5 未滿	低體重
18.5 以上 25 未滿	普通體重
25 以上 30 未滿	肥胖 1 度
30 以上 35 未滿	肥胖 2 度
35 以上 40 未滿	肥胖 3 度
40 以上	肥胖 4 度

（日本肥胖學會）

(例)身高170cm、體重75kg的人

BMI＝75kg÷1.7m÷1.7m
＝26→ 肥胖1度

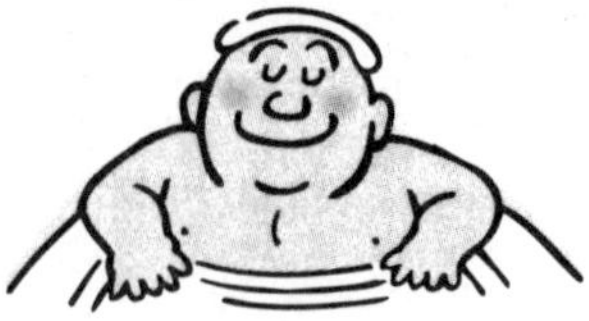

酒精性肝障礙的診斷

最近很多人經由健康檢查而發現γ－GTP值上升。近年來，隨著酒的消費量增加，因酒精而引起肝障礙的人口也增加。嗜酒人士一定要經常接受檢查。

◎每天持續喝半公升以上的清酒

酒精性肝障礙從無症狀的輕症到會出現黃疸或腹水等症狀的重症都有。這會因所喝的酒量或持續飲用年數的不同而產生差異。大致的標準是，如果診斷為酒精性肝障礙，則以清酒來換算的話，就表示每天都喝半公升以上，結果造成肝障礙。酒精性肝障礙不是單指一種疾病，而是包括脂肪肝、肝臟纖維增加的肝纖維症，以及繼續發展下去的肝硬化，或是肝臟發炎所引起的酒精性肝炎等。

◎γ－GTP或GOT、GPT增高

疑似酒精性肝障礙時，首先要對飲酒歷、飲酒量、飲酒方式等詳細進行問診，同時，也要觀察是否出現酒精性肝障礙特有的酒臭、伴隨壓痛的肝臟腫大現象、黃疸、蛛網狀血瘤、手掌紅斑、腹水等症狀。

做血液檢查，如果是酒精性肝障礙，則會出現γ－GTP為高數值的共通點。

但是，光靠γ－GTP，無法判斷是否出現肝障礙，因此，還要調查GOT、GPT或ALP等。如果是肝炎為病毒性時，GPT的數值會高於GOT，但如果是酒精性肝炎，則GOT的數值較高。

判斷酒精性肝障礙的主要檢查

血液檢查	GOT、GPT、γ-GTP、ALP、白蛋白、尿酸、中性脂肪、病毒標記
面像診斷檢查	超音波檢查、CT
其他	肝臟切片檢查

經由這些檢查數值發現肝臟有毛病時，就要接受血液檢查或畫像診斷檢查以及肝臟切片檢查來確定疾病。疾病程度由脂肪肝到肝硬化。如果是酒精性肝障礙，則具有肝臟腫大的特徵，這一點會出現在畫像上，藉此就能診斷出來。

此外，肝細胞或中心靜脈周圍的細纖維是否增加，肝細胞是否受損等，都要仔細加以檢查，診斷到底是肝纖維症或肝炎等。

同時，也要進行確認肝障礙是否為病毒性的病毒標記檢查。戒酒之後再檢查看看數值到底改善到何種程度，這對於是否罹患酒精性肝障礙的確認也很重要。

酒精性肝障礙的診斷標準

★持續五年以上經常飲酒的人（以清酒來換算，每天喝半公升以上）、大酒豪（以清酒來換算，每天喝一公升以上）。不過女性則為男性三分之二的量。

★戒酒之後，GOT、GPT、γ－GTP等正常化，肝臟腫大的現象得到改善。

★肝炎病毒標記為陰性

★清酒一八〇cc相當於啤酒（中）一瓶，或威士忌（雙份）一杯，以及葡萄酒二杯等的酒精量。

酒精會促進C型肝炎病毒的增殖嗎？

慢性肝炎幾乎都是因為感染病毒而造成的，而感染C型肝炎病毒的人，一旦大量喝酒，就會加速慢性肝炎的進行。酒精和肝炎病毒都會對肝細胞造成影響。大量飲酒，可能會造成病毒增殖。

事實上，很多酒精性肝障礙進展到肝硬化的人，其體內都隱藏了C型肝炎病毒。由此可知，感染肝炎病毒的人一旦喝酒，就會使得肝臟的毛病更加惡化，故要避免飲酒過度。

急性病毒性肝炎的診斷與治療法

急性肝炎幾乎都是因為感染A、B、C型的病毒而引起。通常一個月內就會痊癒，不過一旦惡化，則可能會變成猛暴性肝炎，或依形態的不同，可能會變成慢性化。

◎病毒的形態不同但症狀類似

急性病毒性肝炎是指，第一次感染肝炎病毒之後，經過一段潛伏期間，因為急性肝臟障礙而出現全身症狀的情況。在日本，急性病毒性肝炎主要是由A型、B型、C型病毒所引起的。此外，還有D型、E型病毒，不過在日本較為罕見。雖然症狀有程度差，可是任何一型都很類似（參考一九六頁表）。但是，C型肝炎症狀較輕，多半是經由血液檢查而發現。此外，兒童與大人出現症狀的方式不同，小學生以下的兒童，症狀相當輕微，有時根本不會被察覺。

◎GOT、GPT出現高數值

感染病毒後，A型肝炎與C型肝炎經過三十天、B型肝炎經過三十～六十天的潛伏期之後，會出現發燒、噁心、腹痛等症狀，接著則會出現黃疸症狀。急性病毒性肝炎的診斷，可經由肝功能檢查來進行。這時，GOT、GPT、膽紅素等會出現較高的數值，甚至GOT．GPT達到一百IU／ℓ以上（標準值為四十IU／ℓ）。此外，很難合成凝血酶原，所以凝固血液的機能下降，凝血酶原時間會延長。

只要藉著病毒標記的檢查，就可以得知到底是感染了哪一型的肝炎病毒。

◎治療原則是靜養與補充營養

急性病毒性肝炎的治療，以靜養和補充營養為原則。躺下來靜養，就能使肝細胞得到足夠的血液，因此要盡量躺在床上休息，同時要進行營養均衡的食物療法。基本上需要住院治療。

急性病毒性肝炎幾乎都能夠自然痊癒。此外，肝臟本身是代謝藥物的臟器，所以要盡量避免藥物治療。

通常在一個月內就會痊癒，但是急性肝炎偶爾會再度惡化，肝功能明顯下降，形成猛暴性肝炎。此外，B型、C型在急性肝炎之後，可能會慢性化，因此，就算看起來好像已經痊癒了，但還是要定期接受檢查。

急性肝炎所引起的猛暴性肝炎一年有一千例

急性肝炎幾乎都是病毒感染的，但也可能是藥劑所造成的過敏反應而引起。這些急性肝炎也可能會引發猛暴性肝炎，目前一年大約只有一千例。急性肝炎惡化，肝臟的解毒功能降低，如果在發症的十日內引起肝性腦症，就稱為「急性型猛暴性肝炎」。若發症十天以上引起肝性腦症，就稱為「亞急性型猛暴性肝炎」。急性型約五十%、亞急性型約八十%會死亡。

如果在急性肝炎初期住院，慎重觀察症狀的經過，那麼就可以防止惡化為猛暴性肝炎。

判斷酒精性肝障礙的主要檢查

肝炎的種類	A 型肝炎	B 型肝炎	C 型肝炎
原因病毒	A 型肝炎病毒	B 型肝炎病毒	C 型肝炎病毒
在日本發生的機會	多	多	偶爾會發現
感染途徑	經口	經血、經皮	經血、經皮
潛伏期	30 日	30～60 日	30 日
季節性	從冬天到春天	整年	整年
猛暴性肝炎	有	有	罕見
慢性病	無	罕見	多
疫苗	有	有	無
γ-球蛋白	有	有	無

慢性肝炎的診斷

慢性肝炎多半是由B型、C型肝炎病毒的感染所引起。此外，一旦急性肝炎慢性化，則帶原者有可能會成為慢性肝炎患者。

◎即使沒有特別症狀也可能會出現慢性肝炎

慢性肝炎是指，持續六個月以上做肝功能檢查，GOT、GPT的數值顯示異常而持續感染病毒的狀態。引起慢性肝炎的病毒包括B型、C型。

感染病毒成為慢性肝炎，這又分為由帶原者發病，或急性肝炎轉為慢性肝炎的情況。B型主要是母子感染，帶原者長大成人之後發病，而C型肝炎則是急性肝炎轉移為慢性肝炎。不管哪一型，特徵都是沒有自覺症狀。

◎慢性肝炎置之不理會進展為肝硬化

慢性肝炎的發炎症狀輕微，遭到破壞的肝細胞最後會修復，這種狀態稱為「非活動型」。另一方面，還有發炎症狀強烈的「活動型」，其遭到破壞的細胞會不斷的擴大範圍。一旦活動型長久持續下去，則為了填補遭到破壞的傷口，纖維成分會增加，肝臟變硬，成為肝硬化。

C型慢性肝炎會反覆出現活動型與非活動型，慢慢的就會變成肝硬化，這種例子很常見。疑似感染病毒的帶原者，必須要確認有無感染病毒，或確認病毒為活動型或非活動型。

經由肝功能檢查而診斷為慢性肝炎時，GOT、GPT會出現高數值。此外，膠質反應的TTT、ZTT也會上升。但光靠這些，無法確認病毒的有無與程度，因此，要進行病毒標記和肝臟切片檢查以鑑別慢性肝炎的形態。

C型肝炎病毒是由急性轉為慢性的發炎症狀

C型肝炎不論是急性期或慢性期，特徵是幾乎都沒有症狀。而GOT、GPT的數值變動也比較緩慢，很難察覺到發病，因此容易慢性化，這是它的可怕之處。

此外，GOT、GPT較高，然後恢復為正常值，而經過長久的歲月，再度上升，反覆出現這些情況，最後有可能會轉移為肝硬化或肝癌。以為已經痊癒，但是，病毒部分殘留，這種情形可能會造成復發。所以，診斷為C型慢性肝炎時，即使肝功能檢查數值正常，也不可掉以輕心，最好每三個月接受一次血液檢查。

調查B型肝炎病毒的方法

B型肝炎病毒標記的臨床意義		
HBs抗原		感染B型肝炎病毒的狀態
HBs抗體		過去感染過B型肝炎病毒，有防禦抗體
HBc抗體	低抗體	過去感染過B型肝炎病毒
	高抗體	目前是感染B型肝炎病毒的狀態
IgM型HBc抗體	低抗體	罹患B型急性肝炎之後經過數個月，或B型慢性肝炎的增惡期以及剛過了增惡期
	高抗體	罹患B型急性肝炎時
HBe抗原		血中B型肝炎病毒較多（感染性強），在肝炎例中是表示肝炎的持續性、B型肝炎病毒增殖的標記
HBe抗體		血中肝炎病毒較少（感染性弱），肝炎例較少
HBVDNA、HBV相關DNA聚合酶		表示血中B型肝炎病毒量。是抗病毒效果的指標。B型肝炎病毒增殖的標記

（飯野四郎：『病理與臨床』16：443-451，1998＝『理解慢性肝炎手冊』社團法人日本肝臟學會，2001年）

調查C型肝炎病毒的方法

HCV抗體(第II或第III代)		C型肝炎病毒感染的有無（雖然過去感染而病毒消失，但是呈現陽性）
核心抗體(C22-3)	高抗體	持續感染C型肝炎病毒
	低抗體	過去感染但是病毒已經消失
HCV、RNA(定性)		C型肝炎病毒感染的有無
HCV、RNA(定量) AMPLI CDRE法 bDNA檢驗法		血中C型肝炎病毒量及預測干擾素治療的效果
CELO型		判定C型肝炎病毒的型及預測干擾素治療的效果

（資料：『理解慢性肝炎手冊』社團法人日本肝臟學會，2001年）

干擾素療法

干擾素療法能夠有效排除侵入體內的病毒。利用干擾素，能夠完全治好C型肝炎，但並非對任何人都有效。

◎干擾素能夠擊退病毒

慢性肝炎的治療，重點就是要抑制肝炎的活動性。治療方面，則採用排除原因病毒的干擾素療法，以及防止肝細胞遭到破壞的治療法等。其中干擾素療法能夠治療昔日很難治療的C型肝炎，是有效的方法。

●C型慢性肝炎的干擾素療法

干擾素能夠奏效的C型肝炎病毒（HCV），其病毒消失治癒的例子達三十～四十％。這也反映在肝癌的罹患率上，與未實行干擾素療法的時代相比，肝癌的罹患率大幅減少。

但並不是說，所有的C型慢性肝炎都能夠治好。這是因為HCV的形態不同。HCV有二十九種型，其中在日本較多見的是「1b」、「2a」、「2b」這三種形態。最多的是1b，不過干擾素對這一型的效果不彰，最能奏效的是2a與2b。這些形態之中，有的人病毒量多，有的人病毒量少，而對於病毒量較少的人較具效果。

干擾素的效果，可以藉著HCV的病毒量、病毒型、慢性肝炎的程度等而做某種程度的預測。因此，為了提高治療效果，要花點工夫和其他的治療搭配組合來投與。

●B型慢性肝炎病毒的干擾素療法

與C型肝炎相比，B型肝炎患者體內的病毒量相當多，因此就算使用干擾素，也很難完全排出病毒。

對於病毒量較少的人有效，但是，很難使得病毒完全消失，其目的只是為了抑制肝炎的活動性。通常要連續投與二十八天，但也有等量長期投與的方法。

memo

干擾素的副作用

干擾素的效果很強，但是相對的，副作用也很多。副作用的程度和出現方式因人而異，各有不同。初期會出現發燒、惡寒、頭痛、全身倦怠等類似感冒的症狀。到了後期，可能會出現憂鬱狀態或幻覺等精神神經症狀。不過，大都在此就會出現不安、失眠，而掉髮現象則以α型較多見。治療結束後，症狀還會持續出現一陣子，但是慢慢會復原。此外，如果併發糖尿病，則病情可能會惡化。總之，如果出現與平日不同的症狀，就要儘早就醫。

<剛開始治療時較多見的副作用>

類似流行性感冒的症狀（發燒、惡寒、全身倦怠、頭痛、關節痛等）、發疹

白血球、血小板數減少

蛋白質

<開始治療後不久所引起的副作用>

掉髮

眼底出血

精神神經症狀（不安感、憂鬱狀態、幻覺等）、間歇性肺炎・甲狀腺疾病等自體免疫性疾病

糖尿病的惡化

❗何謂干擾素

原本干擾素是感染病毒時在體內製造出來的物質，具有抑制入侵的病毒增殖的作用。治療所使用的干擾素，則是以人工的方式製造出來的物質，分為α、β、γ三種。

干擾素被當成B型肝炎的治療藥來使用。但是自一九八九年發現C型肝炎病毒之後到一九九二年，有關單位允許持續六個月利用干擾素投與C型慢性肝炎病毒的保險治療（二〇〇〇年三月則允許再投與六個月）。今後將會陸續發售更容易奏效的新型干擾素。

維持療法

對於干擾素無效的慢性肝炎，則可進行提高免疫力，抑制發炎症狀的改善肝功能的治療法。只要控制病情，就能夠防止進展為肝硬化或肝癌。

維持療法雖然不能排除病毒，但是，卻可以防止肝細胞遭到破壞，抑制病情惡化。不能進行干擾素療法或實行干擾素療法，但效果不彰時，可利用以下的方法來治療慢性肝炎。

●類固醇反彈療法

這是對B型肝炎所採用的方法，能夠提高免疫力，抑制病毒的增殖。對於具有抑制免疫作用的類固醇藥，使用一個月後中止使用，則之前受到抑制的反彈力會發揮，急速提升免疫力，攻擊肝炎病毒。但是，免疫力過強，也可能使肝炎加重。因此，只限於尚具肝功能或病毒量較少的人使用。

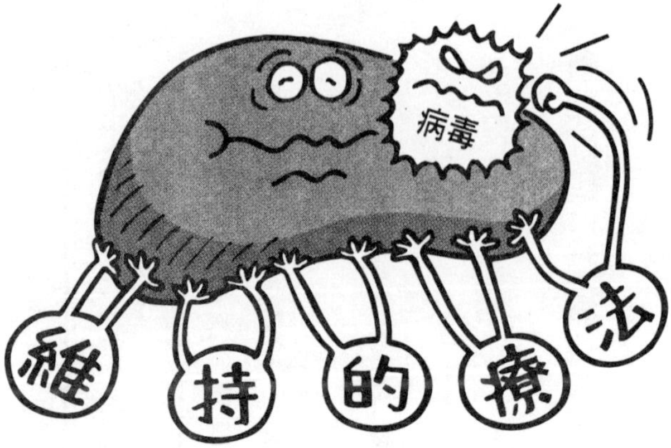

對干擾素無效的慢性肝炎可以採用維持療法

●強力明發健C

是提高免疫力的藥物，能夠降低GOT、GPT的數值。一旦數值穩定，就可以慢慢的減少用量，維持較低的肝功能數值。

●有機鍺

有機鍺是能夠慢慢提升免疫力的藥物，用來治療B型肝炎。其作用不強，能夠逐漸提升免疫力。但是，出現黃疸症狀或肝硬化的人，或有嚴重腎障礙的人不能夠使用。

●小柴胡湯

是能夠提高免疫力的中藥。以前因為與干擾素併用而產生了副作用，現在則不併用。對於B型慢性肝炎特別有效。

●甘草製劑

能夠抑制發炎症狀，改善肝功能。甘草製劑是從中藥甘草根中提煉出的成分。

❗期待成為B型肝炎抗病毒藥的Lamibzine

Lamibzine是愛滋病的治療藥，從二〇〇〇年十一月開始，可以當成B型肝炎的抗病毒藥來使用。一天服用一錠，期待其可以成為B型肝炎的治療藥。服用後，GOT、GPT正常化而改善肝炎的例子並不少。但是，也曾出現因為病毒突變而無效或服用後病情反而惡化的例子，所以，目前並不能算是治療肝炎的特效藥。

❗維持療法的治療藥幾乎沒有副作用

維持療法所使用的藥劑，包括注射到靜脈及經口投與的藥劑。不論哪一種，都無法排除病毒，原則上必須長期服用。但是，組合這些藥物投與，就能夠降低GOT、GPT或加以控制，抑制肝炎變成肝硬化或肝癌。一般而言，這些藥劑幾乎都沒有副作用。但是，甘草製劑或小柴胡湯可能會因為低鉀血症而造成高血壓或手腳發麻的現象。此外，強力明發健C會使血壓上升。不過，幾乎都可以放心的使用。

肝硬化的診斷與治療法

變硬的肝臟很難復原。對於初期的肝硬化可以進行抑制惡化的治療。不過一旦成為重症，則主要是針對併發症進行治療。

◎由血液檢查和畫像檢查來診斷惡化程度

幾乎都是慢性肝炎進行而引起肝硬化，如果遭到破壞的肝細胞不是很多，尚且能夠發揮必要作用的話，那就稱為「代償型」。如果太多肝細胞遭到破壞而無法充分發揮功能，甚至出現黃疸、腹水、浮腫、腦症等症狀，則稱為「非代償型」。

肝硬化的身體特徵是肝臟變硬、脖腫，經由觸診即可得知。此外，也可以藉著有無出現腹水或黃疸症狀來判斷。做血液檢查時，白蛋白和膽鹼酯酶、膽固醇數值降低，凝血酶原時間延長為其特徵。GOT、GPT數值會因為肝硬化而降低，但是，不可將其當成肝硬化本身惡化程度的判斷標準。當GOT、GPT上升時，表示肝細胞已經大量遭到破壞，所以要注意。

另外，也可以同時進行超音波檢查或CT畫像檢查。

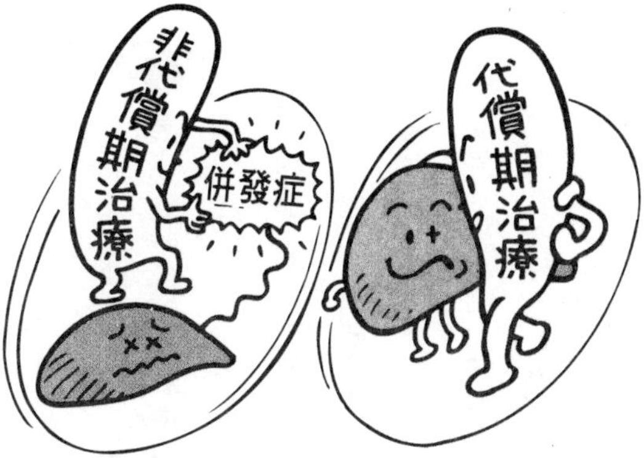

代償型肝硬化的治療目的是提升肝功能，而非代償型則是以治療併發症為主

◎代償型與非代償型的治療法不同

肝硬化的治療，依代償型與非代償型的不同而有所差異。如果是代償型，則主要目的是為了提升肝功能，所以會進行與慢性肝炎的維持療法相同的藥物治療。而如果是非代償型，則主要是針對併發症進行治療。

對於食道靜脈瘤而言，因為一旦破裂就可能會危及生命，所以，在有出血的可能性時，就要進行加以預防的治療法。

對於肝硬化的非代償期所出現的腹水，首先要限制鹽分，如果仍然無法控制，那麼，就要使用利尿劑。此外，如果呈現低白蛋白血症，則由於腹水會惡化，所以，要使用白蛋白製劑。假使引起肝性腦症，則要限制飲食中的蛋白質，利用內服藥或注射藥降低血中的氨。

一旦引起肝性腦症，可能會反覆出現，因此，要經常注意成為誘因的便秘或攝取太多蛋白質等問題。

！食道靜脈瘤的治療法

為了預防出血，要進行內視鏡檢查，調查食道靜脈瘤、胃潰瘍、胃炎等。如果確認是靜脈瘤，則為了防止破裂，就要使用內視鏡，將硬化劑注入靜脈瘤中，使其凝固。此外，也可以利用類似橡皮筋的東西進行結紮（綁住血管，阻止血液循環），或是應用血管造影，使得靜脈瘤凝固。

此外，對於出血的處理，則如果情況緊急，那麼就要採用前述的硬化療法或結紮手術。但是，也可以利用將S-B管從鼻子插入，藉著壓迫而暫時止血的方法。

！肝硬化的畫像診斷特徵

利用超音波檢查、CT、MRI檢查等，發現肝臟邊緣呈純角或脾臟腫大，這就是肝硬化的特徵。此外，對於肝癌的早期發現而言，畫像診斷和腫瘤標記都是重要的檢查。為了早期發現肝癌，每三～六個月要接受一次超音波檢查，CT則每六～十二個月要進行一次，確認是否出現腫瘤性的變化。另外，進行CT或MRI的攝影時，為了提高檢測的感度或觀察腫瘤血流的程度，要盡量使用造影劑來進行檢查。

肝癌的診斷與治療法

隨著檢查技術的進步，即使是小的腫瘤也可以提早發現，而且能夠進行不會對身體造成負擔的治療法。所以，早期發現並進行適切的治療以控制病情惡化才是重點。

◎可以搭配一些檢查來進行

要診斷肝癌，要進行血液檢查（腫瘤標記）、畫像診斷、進行腫瘤切片檢查等採取腫瘤組織來加以調查。尤其畫像檢查等，由於檢查技術進步，甚至連直徑一公分以下的腫瘤都能夠發現。但是，光靠一次的檢查無法發現全部的腫瘤，所以，最好搭配超音波檢查、CT、MRI、血管造影等的檢查來一併進行。

由於小的癌塊很難和肝硬化的結節加以區別，所以，要進行腫瘤切片檢查。

◎選擇負擔較少、能夠殲滅癌細胞的治療法

肝癌的治療，包括一些方法。要考慮到癌腫瘤的大小、數目、性質、殘存的肝功能等的狀態來選擇治療法。主要的治療法如下。

●經動脈的塞栓療法（TAE）

利用海綿狀的物質塞住將氧和營養送達癌細胞的肝動脈，阻止血流，斷絕癌細胞的營養補給而使其壞死的方法，要從大腿根部的動脈插入細管（導管），使其到達肝動脈。

●乙醇注入療法（PEIT）

一邊觀察超音波畫像，一邊用針直接刺入癌腫瘤，注入乙醇，使癌腫瘤壞死的方法。對於一個癌腫瘤需要進行數次的注入，原則上，癌塊的大小必須在三公分以下、三個以內才能夠進行。

●微波凝固療法

一邊觀察超音波畫像，或利用腹腔鏡直接將針刺入癌腫瘤，讓微波通電凝固癌腫瘤。與乙醇注入療法相比，針刺次數較少。如果使用腹腔鏡，則能夠用來治療較大的腫瘤。

●手術療法

和其他方法相比，對於身體的負擔較大，但卻是能夠確實去除癌腫瘤的治療法。

可是如果肝癌伴隨肝硬化產生，則在手術後其他部位有可能會復發，所以，不見得是最佳選擇。因此，如果癌腫瘤數目多或肝功能不良，則不能夠進行。手術可以採用剖腹方式，或利用腹腔鏡、胸腔鏡進行少量的切除以減輕負擔。

memo

熱凝固療法尚包括無線電波

無線電波熱凝固療法在1999年導入日本而備受矚目。這個療法與微波凝固治療同樣的，是一邊觀察超音波畫像，一邊刺入針通電凝固腫瘤的方法。在8～10分鐘內，可利用熱凝固直徑3公分的部分。大小為直徑4公分、三個以內的癌腫瘤，則可以藉此方法將其完全燒除。

與微波不同的是，微波一次能夠凝固的範圍為2.5×1.5公分，而無線電波派則可以擴大到直徑約4公分，所以優點就是不必像微波一樣要刺入好幾根針。此外，治療時間縮短為1～2小時。到底要選擇無線電波或微波，則要依肝功能、癌腫瘤的大小、性質等來做決定。利用無線電波、微波的熱凝固療法相當進步，在癌症的治療上能夠大大減輕患者的負擔。

外科手術難以進行的疾病

肝癌八〇%都是經由慢性肝炎轉移為肝硬化而發生的。這類癌症很難進行手術。因為肝硬化而肝臟變硬，血液凝固因子等肝臟製造出來的蛋白質減少，因此容易出血。手術後，肝功能可能會降低。

另一個難以動手術的理由是容易復發。即使動手術切除癌腫瘤，剩下的肝臟組織中還殘存肝炎病毒，手術後經過一～二年內，肝臟內極可能再度出現癌細胞。

基於上述的理由，以及隨著新治療法的出現（無線電波或PEIT等），在治療肝癌時較少採用手術治療，而多半選擇不會對肝臟造成負擔，能夠殲滅癌細胞的治療法。

●作者介紹

石井　裕正

慶應義塾大學醫學部教授。曾任慶應義塾大學研究所、慶應義塾大學內科助教、紐約市立大學工作人員。從 1973 年開始擔任慶應義塾大學醫學部講師，1979 年擔任該校副教授，1994 年升任為教授。兼任該大學醫院消化器官內科部長。著作包括『酒學的建議』、『壯年人要保護肝臟』。

奈良　昌治

足利紅十字醫院院長。從 1991 年開始擔任現職。為日本身體檢查學會理事長、慶應義塾大學醫學部內科客座教授，兼任日本醫院公會副會長等。是厚生勞動省健康評估檢討委員會主席，同時也負責編篡本書的基礎『健康評估手冊』。

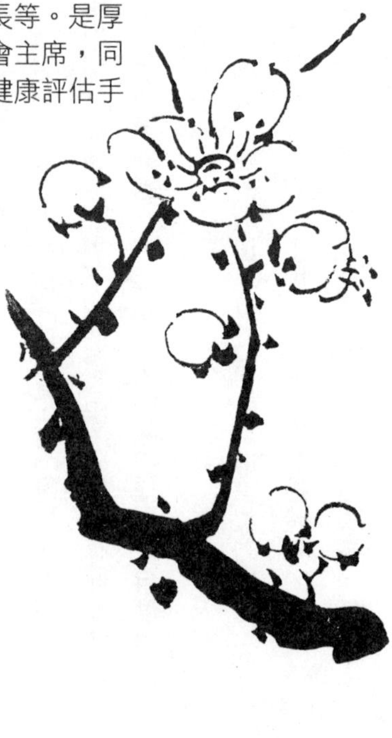

大展出版社有限公司
品冠文化出版社

圖書目錄

地址：台北市北投區（石牌）
致遠一路二段 12 巷 1 號
郵撥：01669551＜大展＞
19346241＜品冠＞
電話：(02) 28236031
28236033
28233123
傳真：(02) 28272069

・熱門新知・品冠編號 67

1. 圖解基因與 DNA	（精）	中原英臣主編	230 元
2. 圖解人體的神奇	（精）	米山公啟主編	230 元
3. 圖解腦與心的構造	（精）	永田和哉主編	230 元
4. 圖解科學的神奇	（精）	鳥海光弘主編	230 元
5. 圖解數學的神奇	（精）	柳 谷 晃著	250 元
6. 圖解基因操作	（精）	海老原充主編	230 元
7. 圖解後基因組	（精）	才園哲人著	230 元
8. 圖解再生醫療的構造與未來		才園哲人著	230 元
9. 圖解保護身體的免疫構造		才園哲人著	230 元
10. 90 分鐘了解尖端技術的結構		志村幸雄著	280 元

・名人選輯・品冠編號 671

1. 佛洛伊德	傅陽主編	200 元
2. 莎士比亞	傅陽主編	200 元
3. 蘇格拉底	傅陽主編	200 元
4. 盧梭	傅陽主編	200 元

・圍棋輕鬆學・品冠編號 68

1. 圍棋六日通	李曉佳編著	160 元
2. 布局的對策	吳玉林等編著	250 元
3. 定石的運用	吳玉林等編著	280 元
4. 死活的要點	吳玉林等編著	250 元

・象棋輕鬆學・品冠編號 69

1. 象棋開局精要	方長勤審校	280 元
2. 象棋中局薈萃	言穆江著	280 元

・生活廣場・品冠編號 61

1. 366 天誕生星	李芳黛譯	280 元

2.	366 天誕生花與誕生石	李芳黛譯	280 元
3.	科學命相	淺野八郎著	220 元
4.	已知的他界科學	陳蒼杰譯	220 元
5.	開拓未來的他界科學	陳蒼杰譯	220 元
6.	世紀末變態心理犯罪檔案	沈永嘉譯	240 元
7.	366 天開運年鑑	林廷宇編著	230 元
8.	色彩學與你	野村順一著	230 元
9.	科學手相	淺野八郎著	230 元
10.	你也能成為戀愛高手	柯富陽編著	220 元
11.	血型與十二星座	許淑瑛編著	230 元
12.	動物測驗—人性現形	淺野八郎著	200 元
13.	愛情、幸福完全自測	淺野八郎著	200 元
14.	輕鬆攻佔女性	趙奕世編著	230 元
15.	解讀命運密碼	郭宗德著	200 元
16.	由客家了解亞洲	高木桂藏著	220 元

・女醫師系列・品冠編號 62

1.	子宮內膜症	國府田清子著	200 元
2.	子宮肌瘤	黑島淳子著	200 元
3.	上班女性的壓力症候群	池下育子著	200 元
4.	漏尿、尿失禁	中田真木著	200 元
5.	高齡生產	大鷹美子著	200 元
6.	子宮癌	上坊敏子著	200 元
7.	避孕	早乙女智子著	200 元
8.	不孕症	中村春根著	200 元
9.	生理痛與生理不順	堀口雅子著	200 元
10.	更年期	野末悅子著	200 元

・傳統民俗療法・品冠編號 63

1.	神奇刀療法	潘文雄著	200 元
2.	神奇拍打療法	安在峰著	200 元
3.	神奇拔罐療法	安在峰著	200 元
4.	神奇艾灸療法	安在峰著	200 元
5.	神奇貼敷療法	安在峰著	200 元
6.	神奇薰洗療法	安在峰著	200 元
7.	神奇耳穴療法	安在峰著	200 元
8.	神奇指針療法	安在峰著	200 元
9.	神奇藥酒療法	安在峰著	200 元
10.	神奇藥茶療法	安在峰著	200 元
11.	神奇推拿療法	張貴荷著	200 元
12.	神奇止痛療法	漆 浩 著	200 元
13.	神奇天然藥食物療法	李琳編著	200 元

14. 神奇新穴療法	吳德華編著	200 元
15. 神奇小針刀療法	韋丹主編	200 元

・常見病藥膳調養叢書・品冠編號 631

1. 脂肪肝四季飲食	蕭守貴著	200 元
2. 高血壓四季飲食	秦玖剛著	200 元
3. 慢性腎炎四季飲食	魏從強著	200 元
4. 高脂血症四季飲食	薛輝著	200 元
5. 慢性胃炎四季飲食	馬秉祥著	200 元
6. 糖尿病四季飲食	王耀獻著	200 元
7. 癌症四季飲食	李忠著	200 元
8. 痛風四季飲食	魯焰主編	200 元
9. 肝炎四季飲食	王虹等著	200 元
10. 肥胖症四季飲食	李偉等著	200 元
11. 膽囊炎、膽石症四季飲食	謝春娥著	200 元

・彩色圖解保健・品冠編號 64

1. 瘦身	主婦之友社	300 元
2. 腰痛	主婦之友社	300 元
3. 肩膀痠痛	主婦之友社	300 元
4. 腰、膝、腳的疼痛	主婦之友社	300 元
5. 壓力、精神疲勞	主婦之友社	300 元
6. 眼睛疲勞、視力減退	主婦之友社	300 元

・休閒保健叢書・品冠編號 641

1. 瘦身保健按摩術	聞慶漢主編	200 元
2. 顏面美容保健按摩術	聞慶漢主編	200 元
3. 足部保健按摩術	聞慶漢主編	200 元
4. 養生保健按摩術	聞慶漢主編	280 元

・心 想 事 成・品冠編號 65

1. 魔法愛情點心	結城莫拉著	120 元
2. 可愛手工飾品	結城莫拉著	120 元
3. 可愛打扮 & 髮型	結城莫拉著	120 元
4. 撲克牌算命	結城莫拉著	120 元

・少 年 偵 探・品冠編號 66

1. 怪盜二十面相	（精）	江戶川亂步著	特價 189 元
2. 少年偵探團	（精）	江戶川亂步著	特價 189 元

3. 妖怪博士 （精） 江戶川亂步著 特價 189 元
4. 大金塊 （精） 江戶川亂步著 特價 230 元
5. 青銅魔人 （精） 江戶川亂步著 特價 230 元
6. 地底魔術王 （精） 江戶川亂步著 特價 230 元
7. 透明怪人 （精） 江戶川亂步著 特價 230 元
8. 怪人四十面相 （精） 江戶川亂步著 特價 230 元
9. 宇宙怪人 （精） 江戶川亂步著 特價 230 元
10. 恐怖的鐵塔王國 （精） 江戶川亂步著 特價 230 元
11. 灰色巨人 （精） 江戶川亂步著 特價 230 元
12. 海底魔術師 （精） 江戶川亂步著 特價 230 元
13. 黃金豹 （精） 江戶川亂步著 特價 230 元
14. 魔法博士 （精） 江戶川亂步著 特價 230 元
15. 馬戲怪人 （精） 江戶川亂步著 特價 230 元
16. 魔人銅鑼 （精） 江戶川亂步著 特價 230 元
17. 魔法人偶 （精） 江戶川亂步著 特價 230 元
18. 奇面城的秘密 （精） 江戶川亂步著 特價 230 元
19. 夜光人 （精） 江戶川亂步著 特價 230 元
20. 塔上的魔術師 （精） 江戶川亂步著 特價 230 元
21. 鐵人Q （精） 江戶川亂步著 特價 230 元
22. 假面恐怖王 （精） 江戶川亂步著 特價 230 元
23. 電人M （精） 江戶川亂步著 特價 230 元
24. 二十面相的詛咒 （精） 江戶川亂步著 特價 230 元
25. 飛天二十面相 （精） 江戶川亂步著 特價 230 元
26. 黃金怪獸 （精） 江戶川亂步著 特價 230 元

・武 術 特 輯・大展編號 10

1. 陳式太極拳入門 馮志強編著 180 元
2. 武式太極拳 郝少如編著 200 元
3. 中國跆拳道實戰 100 例 岳維傳著 220 元
4. 教門長拳 蕭京凌編著 150 元
5. 跆拳道 蕭京凌編譯 180 元
6. 正傳合氣道 程曉鈴譯 200 元
7. 實用雙節棍 吳志勇編著 200 元
8. 格鬥空手道 鄭旭旭編著 200 元
9. 實用跆拳道 陳國榮編著 200 元
10. 武術初學指南 李文英、解守德編著 250 元
11. 泰國拳 陳國榮著 180 元
12. 中國式摔跤 黃 斌編著 180 元
13. 太極劍入門 李德印編著 180 元
14. 太極拳運動 運動司編 250 元
15. 太極拳譜 清・王宗岳等著 280 元
16. 散手初學 冷 峰編著 200 元
17. 南拳 朱瑞琪編著 180 元

18. 吳式太極劍	王培生著	200 元
19. 太極拳健身與技擊	王培生著	250 元
20. 秘傳武當八卦掌	狄兆龍著	250 元
21. 太極拳論譚	沈 壽著	250 元
22. 陳式太極拳技擊法	馬 虹著	250 元
23. 二十四式 三十二式 太極 拳 劍	闞桂香著	180 元
24. 楊式秘傳 129 式太極長拳	張楚全著	280 元
25. 楊式太極拳架詳解	林炳堯著	280 元
26. 華佗五禽劍	劉時榮著	180 元
27. 太極拳基礎講座：基本功與簡化 24 式	李德印著	250 元
28. 武式太極拳精華	薛乃印著	200 元
29. 陳式太極拳拳理闡微	馬 虹著	350 元
30. 陳式太極拳體用全書	馬 虹著	400 元
31. 張三豐太極拳	陳占奎著	200 元
32. 中國太極推手	張 山主編	300 元
33. 48 式太極拳入門	門惠豐編著	220 元
34. 太極拳奇人奇功	嚴翰秀編著	250 元
35. 心意門秘籍	李新民編著	220 元
36. 三才門乾坤戊己功	王培生編著	220 元
37. 武式太極劍精華＋VCD	薛乃印編著	350 元
38. 楊式太極拳	傅鐘文演述	200 元
39. 陳式太極拳、劍 36 式	闞桂香編著	250 元
40. 正宗武式太極拳	薛乃印著	220 元
41. 杜元化＜太極拳正宗＞考析	王海洲等著	300 元
42. ＜珍貴版＞陳式太極拳	沈家楨著	280 元
43. 24 式太極拳＋VCD	中國國家體育總局著	350 元
44. 太極推手絕技	安在峰編著	250 元
45. 孫祿堂武學錄	孫祿堂著	300 元
46. ＜珍貴本＞陳式太極拳精選	馮志強著	280 元
47. 武當趙堡太極拳小架	鄭悟清傳授	250 元
48. 太極拳習練知識問答	邱丕相主編	220 元
49. 八法拳 八法槍	武世俊著	220 元
50. 地趟拳＋VCD	張憲政著	350 元
51. 四十八式太極拳＋DVD	楊 靜演示	400 元
52. 三十二式太極劍＋VCD	楊 靜演示	300 元
53. 隨曲就伸 中國太極拳名家對話錄	余功保著	300 元
54. 陳式太極拳五功八法十三勢	闞桂香著	200 元
55. 六合螳螂拳	劉敬儒等著	280 元
56. 古本新探華佗五禽戲	劉時榮編著	180 元
57. 陳式太極拳養生功＋VCD	陳正雷著	350 元
58. 中國循經太極拳二十四式教程	李兆生著	300 元
59. ＜珍貴本＞太極拳研究	唐豪・顧留馨著	250 元
60. 武當三豐太極拳	劉嗣傳著	300 元
61. 楊式太極拳體用圖解	崔仲三編著	400 元

62. 太極十三刀	張耀忠編著	230 元
63. 和式太極拳譜＋VCD	和有祿編著	450 元
64. 太極內功養生術	關永年著	300 元
65. 養生太極推手	黃康輝編著	280 元
66. 太極推手祕傳	安在峰編著	300 元
67. 楊少侯太極拳用架真詮	李璉編著	280 元
68. 細說陰陽相濟的太極拳	林冠澄著	350 元
69. 太極內功解祕	祝大彤編著	280 元
70. 簡易太極拳健身功	王建華著	180 元
71. 楊氏太極拳真傳	趙斌等著	380 元
72. 李子鳴傳梁式直趟八卦六十四散手掌	張全亮編著	200 元
73. 炮捶 陳式太極拳第二路	顧留馨著	330 元
74. 太極推手技擊傳真	王鳳鳴編著	300 元
75. 傳統五十八式太極劍	張楚全編著	200 元
76. 新編太極拳對練	曾乃梁編著	280 元
77. 意拳拳學	王薌齋創始	280 元
78. 心意拳練功竅要	馬琳璋著	300 元
79. 形意拳搏擊的理與法	買正虎編著	300 元
80. 拳道功法學	李玉柱編著	300 元
81. 精編陳式太極拳拳劍刀	武世俊編著	300 元
82. 現代散打	梁亞東編著	200 元
83. 形意拳械精解（上）	邸國勇編著	480 元
84. 形意拳械精解（下）	邸國勇編著	480 元
85. 楊式太極拳詮釋【理論篇】	王志遠編著	200 元
86. 楊式太極拳詮釋【練習篇】	王志遠編著	280 元
87. 中國當代太極拳精論集	余功保主編	500 元
88. 八極拳運動全書	安在峰編著	480 元
89. 陳氏太極長拳 108 式＋VCD	王振華著	350 元

・彩色圖解太極武術・大展編號 102

1. 太極功夫扇	李德印編著	220 元
2. 武當太極劍	李德印編著	220 元
3. 楊式太極劍	李德印編著	220 元
4. 楊式太極刀	王志遠著	220 元
5. 二十四式太極拳（楊式）＋VCD	李德印編著	350 元
6. 三十二式太極劍（楊式）＋VCD	李德印編著	350 元
7. 四十二式太極劍＋VCD	李德印編著	350 元
8. 四十二式太極拳＋VCD	李德印編著	350 元
9. 16 式太極拳 18 式太極劍＋VCD	崔仲三著	350 元
10. 楊氏 28 式太極拳＋VCD	趙幼斌著	350 元
11. 楊式太極拳 40 式＋VCD	宗維潔編著	350 元
12. 陳式太極拳 56 式＋VCD	黃康輝等著	350 元
13. 吳式太極拳 45 式＋VCD	宗維潔編著	350 元

14. 精簡陳式太極拳 8 式、16 式	黃康輝編著	220 元
15. 精簡吳式太極拳<36 式拳架・推手>	柳恩久主編	220 元
16. 夕陽美功夫扇	李德印著	220 元
17. 綜合 48 式太極拳＋VCD	竺玉明編著	350 元
18. 32 式太極拳（四段）	宗維潔演示	220 元
19. 楊氏 37 式太極拳＋VCD	趙幼斌著	350 元
20. 楊氏 51 式太極劍＋VCD	趙幼斌著	350 元

・國際武術競賽套路・大展編號 103

1. 長拳	李巧玲執筆	220 元
2. 劍術	程慧琨執筆	220 元
3. 刀術	劉同為執筆	220 元
4. 槍術	張躍寧執筆	220 元
5. 棍術	殷玉柱執筆	220 元

・簡化太極拳・大展編號 104

1. 陳式太極拳十三式	陳正雷編著	200 元
2. 楊式太極拳十三式	楊振鐸編著	200 元
3. 吳式太極拳十三式	李秉慈編著	200 元
4. 武式太極拳十三式	喬松茂編著	200 元
5. 孫式太極拳十三式	孫劍雲編著	200 元
6. 趙堡太極拳十三式	王海洲編著	200 元

・導引養生功・大展編號 105

1. 疏筋壯骨功＋VCD	張廣德著	350 元
2. 導引保建功＋VCD	張廣德著	350 元
3. 頤身九段錦＋VCD	張廣德著	350 元
4. 九九還童功＋VCD	張廣德著	350 元
5. 舒心平血功＋VCD	張廣德著	350 元
6. 益氣養肺功＋VCD	張廣德著	350 元
7. 養生太極扇＋VCD	張廣德著	350 元
8. 養生太極棒＋VCD	張廣德著	350 元
9. 導引養生形體詩韻＋VCD	張廣德著	350 元
10. 四十九式經絡動功＋VCD	張廣德著	350 元

・中國當代太極拳名家名著・大展編號 106

1. 李德印太極拳規範教程	李德印著	550 元
2. 王培生吳式太極拳詮真	王培生著	500 元
3. 喬松茂武式太極拳詮真	喬松茂著	450 元
4. 孫劍雲孫式太極拳詮真	孫劍雲著	350 元

5.	王海洲趙堡太極拳詮真	王海洲著	500 元
6.	鄭琛太極拳道詮真	鄭琛著	450 元
7.	沈壽太極拳文集	沈壽著	630 元

・古代健身功法・大展編號 107

1.	練功十八法	蕭凌編著	200 元
2.	十段錦運動	劉時榮編著	180 元
3.	二十八式長壽健身操	劉時榮著	180 元
4.	三十二式太極雙扇	劉時榮著	160 元
5.	龍形九勢健身法	武世俊著	180 元

・太極跤・大展編號 108

1.	太極防身術	郭慎著	300 元
2.	擒拿術	郭慎著	280 元
3.	中國式摔角	郭慎著	350 元

・原地太極拳系列・大展編號 11

1.	原地綜合太極拳 24 式	胡啟賢創編	220 元
2.	原地活步太極拳 42 式	胡啟賢創編	200 元
3.	原地簡化太極拳 24 式	胡啟賢創編	200 元
4.	原地太極拳 12 式	胡啟賢創編	200 元
5.	原地青少年太極拳 22 式	胡啟賢創編	220 元
6.	原地兒童太極拳 10 捶 16 式	胡啟賢創編	180 元

・名師出高徒・大展編號 111

1.	武術基本功與基本動作	劉玉萍編著	200 元
2.	長拳入門與精進	吳彬等著	220 元
3.	劍術刀術入門與精進	楊柏龍等著	220 元
4.	棍術、槍術入門與精進	邱丕相編著	220 元
5.	南拳入門與精進	朱瑞琪編著	220 元
6.	散手入門與精進	張山等著	220 元
7.	太極拳入門與精進	李德印編著	280 元
8.	太極推手入門與精進	田金龍編著	220 元

・實用武術技擊・大展編號 112

1.	實用自衛拳法	溫佐惠著	250 元
2.	搏擊術精選	陳清山等著	220 元
3.	秘傳防身絕技	程崑彬著	230 元
4.	振藩截拳道入門	陳琦平著	220 元

5.	實用擒拿法	韓建中著	220 元
6.	擒拿反擒拿 88 法	韓建中著	250 元
7.	武當秘門技擊術入門篇	高翔著	250 元
8.	武當秘門技擊術絕技篇	高翔著	250 元
9.	太極拳實用技擊法	武世俊著	220 元
10.	奪凶器基本技法	韓建中著	220 元
11.	峨眉拳實用技擊法	吳信良著	300 元
12.	武當拳法實用制敵術	賀春林主編	300 元
13.	詠春拳速成搏擊術訓練	魏峰編著	280 元
14.	詠春拳高級格鬥訓練	魏峰編著	280 元
15.	心意六合拳發力與技擊	王安寶編著	220 元

・中國武術規定套路・大展編號 113

1.	螳螂拳	中國武術系列	300 元
2.	劈掛拳	規定套路編寫組	300 元
3.	八極拳	國家體育總局	250 元
4.	木蘭拳	國家體育總局	230 元

・中華傳統武術・大展編號 114

1.	中華古今兵械圖考	裴錫榮主編	280 元
2.	武當劍	陳湘陵編著	200 元
3.	梁派八卦掌（老八掌）	李子鳴遺著	220 元
4.	少林 72 藝與武當 36 功	裴錫榮主編	230 元
5.	三十六把擒拿	佐藤金兵衛主編	200 元
6.	武當太極拳與盤手 20 法	裴錫榮主編	220 元
7.	錦八手拳學	楊永著	280 元
8.	自然門功夫精義	陳懷信編著	500 元
9.	八極拳珍傳	王世泉著	330 元
10.	通臂二十四勢	郭瑞祥主編	280 元
11.	六路真跡武當劍藝	王恩盛著	230 元

・少 林 功 夫・大展編號 115

1.	少林打擂秘訣	德虔、素法編著	300 元
2.	少林三大名拳 炮拳、大洪拳、六合拳	門惠豐等著	200 元
3.	少林三絕 氣功、點穴、擒拿	德虔編著	300 元
4.	少林怪兵器秘傳	素法等著	250 元
5.	少林護身暗器秘傳	素法等著	220 元
6.	少林金剛硬氣功	楊維編著	250 元
7.	少林棍法大全	德虔、素法編著	250 元
8.	少林看家拳	德虔、素法編著	250 元
9.	少林正宗七十二藝	德虔、素法編著	280 元

10. 少林瘋魔棍闡宗	馬德著	250 元
11. 少林正宗太祖拳法	高翔著	280 元
12. 少林拳技擊入門	劉世君編著	220 元
13. 少林十路鎮山拳	吳景川主編	300 元
14. 少林氣功祕集	釋德虔編著	220 元
15. 少林十大武藝	吳景川主編	450 元
16. 少林飛龍拳	劉世君著	200 元
17. 少林武術理論	徐勤燕等著	200 元
18. 少林武術基本功	徐勤燕編著	200 元

・迷蹤拳系列・ 大展編號 116

1. 迷蹤拳（一）+VCD	李玉川編著	350 元
2. 迷蹤拳（二）+VCD	李玉川編著	350 元
3. 迷蹤拳（三）	李玉川編著	250 元
4. 迷蹤拳（四）+VCD	李玉川編著	580 元
5. 迷蹤拳（五）	李玉川編著	250 元
6. 迷蹤拳（六）	李玉川編著	300 元
7. 迷蹤拳（七）	李玉川編著	300 元
8. 迷蹤拳（八）	李玉川編著	300 元

・截拳道入門・ 大展編號 117

1. 截拳道手擊技法	舒建臣編著	230 元
2. 截拳道腳踢技法	舒建臣編著	230 元
3. 截拳道擒跌技法	舒建臣編著	230 元
4. 截拳道攻防技法	舒建臣編著	230 元
5. 截拳道連環技法	舒建臣編著	230 元
6. 截拳道功夫匯宗	舒建臣編著	230 元

・少林傳統功夫漢英對照系列・ 大展編號 118

1. 七星螳螂拳－白猿獻書	耿軍著	180 元
2. 七星螳螂拳－白猿孝母	耿軍著	180 元

・道 學 文 化・ 大展編號 12

1. 道在養生：道教長壽術	郝勤等著	250 元
2. 龍虎丹道：道教內丹術	郝勤著	300 元
3. 天上人間：道教神仙譜系	黃德海著	250 元
4. 步罡踏斗：道教祭禮儀典	張澤洪著	250 元
5. 道醫窺秘：道教醫學康復術	王慶餘等著	250 元
6. 勸善成仙：道教生命倫理	李剛著	250 元
7. 洞天福地：道教宮觀勝境	沙銘壽著	250 元

8.	青詞碧簫：道教文學藝術	楊光文等著	250 元
9.	沈博絕麗：道教格言精粹	朱耕發等著	250 元

・易 學 智 慧・大展編號 122

1.	易學與管理	余敦康主編	250 元
2.	易學與養生	劉長林等著	300 元
3.	易學與美學	劉綱紀等著	300 元
4.	易學與科技	董光壁著	280 元
5.	易學與建築	韓增祿著	280 元
6.	易學源流	鄭萬耕著	280 元
7.	易學的思維	傅雲龍等著	250 元
8.	周易與易圖	李申著	250 元
9.	中國佛教與周易	王仲堯著	350 元
10.	易學與儒學	任俊華著	350 元
11.	易學與道教符號揭秘	詹石窗著	350 元
12.	易傳通論	王博著	250 元
13.	談古論今說周易	龐鈺龍著	280 元
14.	易學與史學	吳懷祺著	230 元
15.	易學與天文學	盧央著	230 元
16.	易學與生態環境	楊文衡著	230 元
17.	易學與中國傳統醫學	蕭漢明著	280 元
18.	易學與人文	羅熾等著	280 元

・神 算 大 師・大展編號 123

1.	劉伯溫神算兵法	應涵編著	280 元
2.	姜太公神算兵法	應涵編著	280 元
3.	鬼谷子神算兵法	應涵編著	280 元
4.	諸葛亮神算兵法	應涵編著	280 元

・鑑 往 知 來・大展編號 124

1.	《三國志》給現代人的啟示	陳羲主編	220 元
2.	《史記》給現代人的啟示	陳羲主編	220 元
3.	《論語》給現代人的啟示	陳羲主編	220 元
4.	《孫子》給現代人的啟示	陳羲主編	220 元
5.	《唐詩選》給現代人的啟示	陳羲主編	220 元
6.	《菜根譚》給現代人的啟示	陳羲主編	220 元
7.	《百戰奇略》給現代人的啟示	陳羲主編	250 元

・秘傳占卜系列・大展編號 14

1.	手相術	淺野八郎著	180 元

國家圖書館出版品預行編目資料

肝功能健康診療／石井裕正、奈良昌治著；李久霖譯
－初版－臺北市，大展，民 93
面；21 公分－（健康加油站；6）
譯自：健診で肝機能ガ心配ですよと言わた人の本
ISBN 978-957-468-292-8（平裝）
1.肝－疾病
415.53　　93002668

KENSHIN DE KANKINOU GA SHINPAI DESUYO TO IWARETA HITO NO HON
© HIROMASA ISHII / MASAHARU NARA 2001
Originally published in Japan in 2001 by HOUKEN Co., Ltd.
Chinese translation rights arranged through TOHAN CORPORATION, TOKYO., and Keio Cultural Enterprise Co., Ltd.
版權仲介／京王文化事業有限公司
【版權所有・翻印必究】

肝功能健康診療

ISBN:978-957-468-292-8
著作者／石井裕正、奈良昌治
譯　者／李　久　霖
發行人／蔡　森　明
出版者／大展出版社有限公司
社　址／台北市北投區（石牌）致遠一路 2 段 12 巷 1 號
電　話／(02) 28236031・28236033・28233123
傳　真／(02) 28272069
郵政劃撥／01669551
網　址／www.dah-jaan.com.tw
E-mail／service@dah-jaan.com.tw
登記證／局版臺業字第 2171 號
承印者／國順文具印刷行
裝　訂／建鑫印刷裝訂有限公司
排版者／千兵企業有限公司
初版1刷／2004 年（民 93 年） 5 月
初版3刷／2007 年（民 96 年） 4 月
定價 / 200 元

●本書若有破損、缺頁敬請寄回本社更換●

大展好書　好書大展
品嘗好書　冠群可期

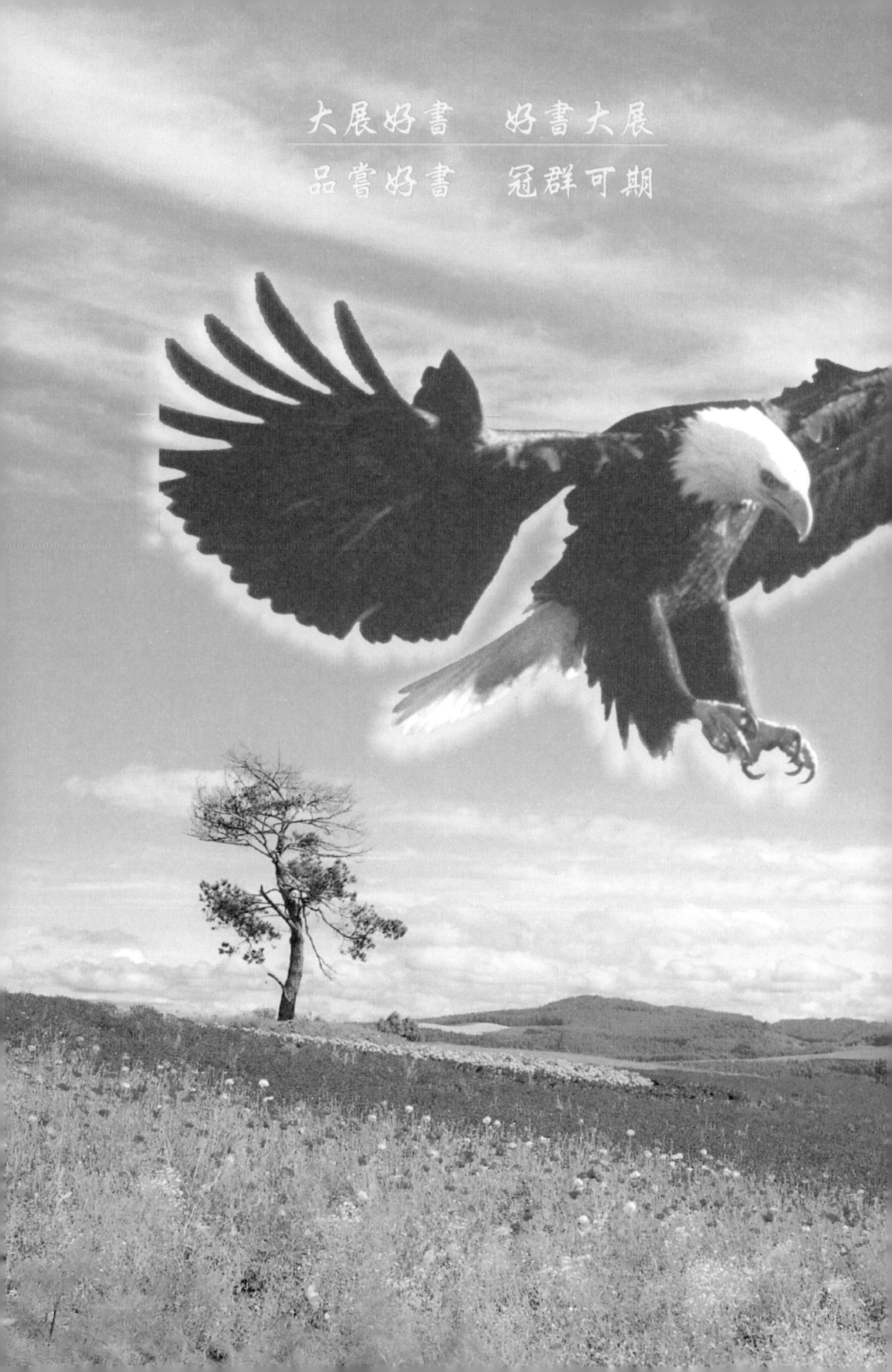
大展好書　好書大展
品嘗好書　冠群可期

家庭醫學保健

1.	女性醫學大全	380元
2.	初為人父育兒寶典	220元
3.	性活力強健法	220元
4.	30歲以上的懷孕與生產	220元
5.	舒適的女性更年期	200元
6.	夫妻前戲的技巧	200元
7.	病理足穴按摩	220元
8.	爸爸的更年期	200元
9.	橡皮帶健康法	180元
10.	三十三天健美減肥	180元
11.	男性健美入門	180元
12.	強化肝臟秘訣	200元
13.	了解藥物副作用	200元
14.	女性醫學小百科	200元
15.	左轉健康法	200元
16.	實用天然藥物	260元
17.	神秘無痛平衡療法	180元
18.	膝蓋健康法	180元
19.	針灸治百病	250元
20.	異位性皮膚炎治癒法	220元
21.	禿髮白髮預防與治療	180元
22.	埃及皇宮菜健康法	200元
23.	肝臟病安心治療	220元
24.	耳穴治百病	250元
25.	高效果指壓法	200元
26.	瘦水、胖水	200元
27.	手針新療法	200元
28.	香港腳預防與治療	250元
29.	智慧飲食吃出健康	200元
30.	牙齒保健法	200元
31.	恢復元氣養生食	200元
32.	特效推拿按摩術	200元
33.	一週一次健康法	200元
34.	家常科學膳食	220元
35.	夫妻們閱讀的男性不孕	220元
36.	自我瘦身美容	200元
37.	魔法姿勢益健康	200元
38.	眼病錘療法	200元
39.	預防骨質疏鬆症	200元
40.	骨質增生效驗方	250元
41.	蔬菜健康法	200元
42.	赧於啓齒的男性煩惱	220元
43.	簡易自我健康檢查	250元
44.	實用花草健康法	200元
45.	神奇的手掌療法	230元
46.	家庭式三大穴道療法	200元
47.	子宮癌、卵巢癌	220元
48.	糖尿病機能性食品	220元
49.	奇蹟活現經脈美容法	200元
50.	Super SEX	220元
51.	了解避孕丸	200元
52.	有趣的遺傳學	200元
53.	強身健腦手指運動	250元
54.	小週天健康法	200元
55.	中西醫結合療法	200元
56.	沐浴健康法	200元
57.	節食瘦身秘訣	200元
58.	酵素健康法	200元
59.	一天10分鐘健康太極拳	250元
60.	中老年人疲勞消除法	220元
61.	與齲齒訣別	220元
62.	禪宗自然養生法	220元
63.	女性切身醫學	200元
64.	乳癌發現與治療	200元
65.	做媽媽之前的孕婦日記	180元
66.	從誕生到一歲的嬰兒日記	180元
67.	6個月輕鬆增高	200元
68.	一輩子年輕開心	200元
69.	怎可盲目減肥	200元
70.	『腳』萬病之源	200元
71.	睡眠健康養生法	200元
72.	水中漫步健康法	220元
73.	孩子運動傷害預防與治療	200元
74.	病從血液起	200元
75.	男性元氣IQ	200元

肝功能健康診療

大展好書　好書大展

978-957-468-292-8 (415.53)
00200
9 789574 682928
36106　售價200元